給食経営管理実習ワークブック

第4版

編集
藤原政嘉・田中俊治・赤尾　正

●編者紹介

藤原　政嘉（ふじわら　まさよし）
大阪青山大学名誉教授
大阪市立大学医学部附属病院栄養部主幹、大阪市立大学大学院生活科学研究科教授を歴任

田中　俊治（たなか　としはる）
元帝塚山学院大学人間科学部教授・学部長
市立堺病院薬剤・技術部部長を歴任

赤尾　正（あかお　ただし）
大阪樟蔭女子大学健康栄養学部准教授
野崎徳洲会病院、松原徳洲会病院栄養室長、大阪薫英女子短期大学生活科学科講師、大手前栄養学院専門学校管理栄養学科准教授、大手前大学健康栄養学部准教授を経て現職

●執筆者及び執筆分担 (五十音順)

赤尾　正（あかお ただし）	前出	Work 0-1、2、Work 1-1～4、Work 2-5、Work 3-1
梅本　真美（うめもと まみ）	千里金蘭大学	Work 1-6、Work 2-2
菊田　千景（きくた ちかげ）	大阪樟蔭女子大学	Work 1-5、Work 2-1、3、4、7、8
田中　俊治（たなか としはる）	前出	Work 4-1～3
平野　和保（ひらの かずやす）	相愛大学	Work 1-7
藤本　浩毅（ふじもと ひろき）	大阪公立大学医学部附属病院	Work 3-2
藤原　政嘉（ふじわら まさよし）	前出	Work 1-3、4
南野　幸生（みなみの ゆきお）	帝塚山学院大学	Work 1-8
吉村　智春（よしむら ちはる）	鈴鹿医療科学大学	Work 2-6、Work 3-1

本書の活用にあたって

　本書で使用しますワークシートの様式は、弊社ホームページの書籍サポートメニューからPDF形式のファイル（A4判）でダウンロードすることができます。本書をご利用いただき、学内実習をより効果的に進めるためにご活用ください。

ダウンロードページ：

㈱みらいホームページ（https://www.mirai-inc.jp/）→「MENU」の「ワークシートダウンロード」

お詫びと訂正

株式会社 みらい

このたびは『給食経営管理実習ワークブック〔第4版〕』(第1刷)をお買い上げいただきまして誠にありがとうございました。本書に誤りがございましたので、下線部のとおり訂正させていただきます。ご迷惑をおかけしましたことを深くお詫び申し上げます。

■ 32頁 図表1-2-3 食品構成表(1,800kcal、18食品群)の作成例【シート6】

●作成条件
① 主食の摂取頻度は3日間(3食×3日=9回)とし、米6回、パン類2回、めん類1回とした。
② たんぱく質源(主菜)の摂取頻度は、肉類3回、魚介類3回、卵類3回とした。
③ 植物性食品の大豆製品の摂取頻度は、2回とした。
④ 穀類エネルギー比率50%E(炭水化物エネルギー比率60〜65%E)
⑤ たんぱく質エネルギー比率15%E(動物性たんぱく質比率45%)、脂質エネルギー比率20〜25%E

■ 33頁(図表1-2-3の続き)

作成の手順		食品群	1人当たり重量(g)	エネルギー(kcal)	たんぱく質(アミノ酸組成によるたんぱく質)(g)	脂質(トリアシルグリセロール当量)(g)
穀類の使用量の決定	ポイント　一定期間の摂取頻度を考慮して決定する ※穀類エネルギー比率　[50] %E 1,800 kcal×0.5＝900 kcal 1) パン類(3日で2回):1回120g(食パン6枚切2枚) 　120g×2回／3日＝80g 　254 kcal×80g／100g≒203 kcal 2) めん類(3日で1回):1回150g(うどん1玉) 　150g×1回／3日＝50g 　347 kcal×50g／100g≒174 kcal 3) 米 　(900−203−174)kcal／342 kcal×100g≒153g	米	155	530	8.2	1.2
		パン類	80	203	6.0	3.2
		めん類	50	174	6.0	0.8
		小　計(A)		907	20.2	5.2
動物性食品の使用量の決定	ポイント　各食品群の摂取量は健康日本21、食生活指針などを参考にして決定する ※たんぱく質エネルギー比率　[15] %E 1,800 kcal×0.15＝270 kcal 270 kcal／4 (Atwaterの係数)＝67.5g 67.5g×0.45≒30.4g 1) 肉類(3日で3回):1回60g　60g×3回／3日＝60g 2) 魚介類(3日で3回):1回60g　60g×3回／3日＝60g 3) 卵類(3日で3回):1回40g　40g×3回／3日＝40g 4) 牛乳:1日200g	肉類	60	88	10.5	4.4
		魚介類	60	76	9.5	3.1
		卵類	40	56	4.5	3.7
		牛乳	200	122	6.0	7.0
		小　計(B)		342	30.5	18.2

(裏面に続きます)

植物性食品の使用量の決定	**ポイント** 各食品群の摂取量は健康日本21、食生活指針などを参考にして決定する ※植物性食品で摂取するたんぱく質 　67.5g−20.2g(穀類のたんぱく質)−30.5g(動物性食品のたんぱく質) 　=16.8g 1) 大豆製品（3日で2回）：1回120g　　120g×2回／3日≒80g 2) 緑黄色野菜の摂取量の決定　　120　g 3) その他の野菜の摂取量の決定　　230　g 4) きのこ類の摂取量の決定　　5　g 5) 藻類の摂取量の決定　　5　g 6) みその摂取量の決定　　15　g 7) いも類の摂取量の決定　　50　g 8) 果実類の摂取量の決定　　150　g 9) その他の穀物で摂取するたんぱく質量の決定 1)〜8)のたんぱく質量 　(7.4+1.2+1.8+0.1+0.4+1.6+0.7+0.6)=13.8g 　(16.8g−13.8g)／9.3g×100g≒32g	大豆製品	80	94	7.4	6.6
		緑黄色野菜	120	30	1.2	0.1
		その他の野菜	230	53	1.8	0.0
		きのこ類	5	1	0.1	0.0
		藻類	5	8	0.4	0.0
		みそ	15	28	1.6	0.8
		いも類	50	39	0.7	0.5
		果実類	150	75	0.6	0.2
		その他の穀類	30	104	2.8	0.8
		小　計（C）		432	16.6	9.0
		小計（A＋B＋C）		1,681	67.3	32.4
砂糖・油脂類の使用量の決定	**ポイント** 一定期間の摂取頻度を考慮して決定する パン類（3日で2回）に、ジャム10gを使用 1) 砂糖の摂取量の決定 　ジャム10g×2回／3日≒7g　調味料として10g　計17g 　262kcal×17g／100g≒45kcal 2) 油脂類の摂取量の決定 　1,800kcal−(1,681kcal+45kcal)=74kcal 　74kcal／831kcal×100g≒9g	砂糖及び甘味類	17	45	0.0	0.0
		油脂類	9	75	0.0	8.2
		小　計	120		0.0	8.2
総　合　計				1,801	67.3	40.6

【エネルギー産生栄養素バランス】
P比(たんぱく質エネルギー比率)：14.9%E　　F比(脂質エネルギー比率)：20.3%E　　C比(炭水化物エネルギー比率)：64.8%E

はじめに

　2002（平成14）年4月に改正栄養士法が施行され、管理栄養士の業務が明確となり、管理栄養士養成課程での給食に関する専門分野は「給食経営管理論」、栄養士養成課程では「給食の運営」と区別された。

　給食経営管理論の教育目標は、「給食運営や関連の資源を総合的に判断し、栄養面、安全面、経済面全般のマネジメントの原理や応用について理解するとともに、組織管理などのマネジメントの基本的な考え方や方法を修得する」とされており、「管理栄養士養成課程におけるモデルコアカリキュラム2015」においては、栄養管理を「効率的かつ効果的に継続して実施すること」が目標に加えられている。また、栄養士養成課程では「給食業務を行うために必要な、食事の計画や調理を含めた給食サービス提供に関する技術を修得する」とされている。

　本書はこれらを踏まえ、PDCAサイクルに基づきUnit 0～4でのWorkを実践することで、フードマネジメントに関する基本的な考え方や方法を修得できる構成とした。また、栄養士養成課程においてもUnit 0～3のWorkを実践することで、フードマネジメントに関する技術を習得できる。さらに本書の執筆者は、特定給食施設での経験豊富な実践者であることから、より実践的な内容に心がけ、フードマネジメントの最前線ですぐに活用できるように多岐にわたる知識と技術の習得を目指した。

　今回の改訂では、給食経営管理の発展や変革に適応した教育を行うために、日本人の食事摂取基準（2025年版）および第3版の出版後に改正された法令等に関連する内容を中心に見直しを図った。

　今後も、本書が時代の流れにそった内容となるよう必要な改訂を加え、より充実した給食経営管理論の教科書、手引書として広く活用されることを願う。

　最後に、本書の出版に際し多大な尽力と配慮をいただいた株式会社みらい、並びに株式会社みらい安田和彦氏、海津あゆ美氏に深く感謝申し上げます。

2025年2月

編者一同

もくじ

はじめに

Unit 0　オリエンテーション
- Work 0-1　実習の概要 …… 6
- Work 0-2　実習の準備 …… 10

Unit 1　計　画
- Work 1-1　給与栄養目標量の設定 …… 14
- Work 1-2　食品構成表の作成 …… 32
- Work 1-3　献立計画の立案 …… 40
- Work 1-4　試　作 …… 50
- Work 1-5　生産計画（調理工程計画、作業工程計画）の立案 …… 54
- Work 1-6　発注計画・出庫計画の立案 …… 58
- Work 1-7　栄養教育媒体の作成 …… 64
- Work 1-8　嗜好調査表・喫食調査表の設計 …… 70

Unit 2　実　施
- Work 2-1　生産（調理）前の準備、点検等 …… 76
- Work 2-2　検収と保管 …… 78
- Work 2-3　生産管理（調理工程） …… 82
- Work 2-4　提供管理（盛りつけ作業） …… 98
- Work 2-5　検食と保存食 …… 104
- Work 2-6　食堂の準備と提供管理（配膳作業） …… 106
- Work 2-7　下膳と食器洗浄 …… 108
- Work 2-8　清掃と点検 …… 112

Unit 3　評価・改善
- Work 3-1　実習の全体評価 …… 118
- Work 3-2　改善点の検討　─献立表の改善例 …… 120
- Work 3-3　評価・改善のための各種調査法 …… 126

Unit 4　原価管理
- Work 4-1　原価計算の演習 …… 134
- Work 4-2　ABC分析の演習 …… 136
- Work 4-3　損益分岐点分析の演習 …… 138

資料　大量調理施設衛生管理マニュアル（抄） …… 142

参考文献　149

Unit 0
オリエンテーション

Unit 1
計 画

Unit 2
実 施

Unit 3
評価・改善

Unit 4
原価管理

Work 0-1 実習の概要

実習の内容
①給食経営管理論の学内実習の目的を認識し、実習課題を明確にしましょう。
②学内実習の計画と方法にしたがってグループに分かれ、役割分担を行いましょう。

ポイント解説

1 実習の意味と目的

給食経営管理論の学内実習の目的は、給食経営管理論をはじめとする専門科目で学習した理論、他科目の実験・実習で得た基礎知識や技術を活用して、自主的に給食サービスを実践することによって、管理栄養士・栄養士に必要な給食経営の考え方や給食運営に関する技術などの能力を身につけることである。

2 実習の流れ

学内実習のおおよその流れは、図表0-1-1である。

3 実習の方法

管理栄養士（栄養士）養成課程では、「給食の運営」に関する学内実習は1単位以上とされている。ここでは、1単位45時間として例示する。

パターン1：1回3時間×15回（15週）
パターン2：1回6時間×7〜8回（7〜8週）
パターン3：集中講義（実習）として7.5時間×6日

(1) 役割分担の例

ここでは、1クラス、週1回、半期の学内実習の例を示す。図表0-1-2の例は、実習生が3グループに分かれ、事務、試作、調理の各グループで順次実習する方法である。喫食は実習生全員が行う。図表0-1-3は食事管理計画の例である。グループ内では、栄養士役、調理師役などの役割を決定する（図表0-1-4）。

Work 0−1　実習の概要

図表 0−1−1　実習のおおよその流れ

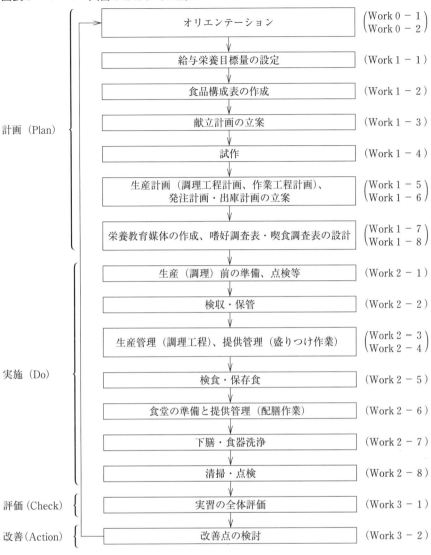

図表 0−1−2　3グループ（事務、試作、調理）に分けた場合の流れ

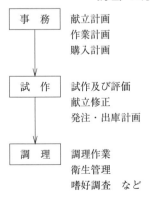

事　務	献立計画 作業計画 購入計画
試　作	試作及び評価 献立修正 発注・出庫計画
調　理	調理作業 衛生管理 嗜好調査　など

図表 0−1−3　食事管理計画の例

食数	100食
食材料費	400円
利用者	学生（18〜22歳）

図表０－１－４　グループ内の役割分担と主な業務の例

役割		試作	調理	事務
栄養士役	栄養士	●全体の把握、指示 ●出欠席と衛生の確認 ●計画の評価 ●献立の修正	●全体の把握、指示 ●出欠席と衛生の確認 ●作業の確認 　（味つけ、盛りつけ等） ●嗜好調査の実施	●献立・作業・購入計画 　（前回の実習評価）
	会計	●食材発注・出庫計画 ●検収・出庫	●全体のサポート ●検収・出庫 ●食堂の準備	●日計表の作成 ●食材発注・出庫計画
	記録	●衛生管理 ●調理師のサポート	●衛生管理 ●調理師のサポート	●献立・作業・購入計画 　（前回の実習評価）
調理師役	調理師	●調理全般	●調理全般	●献立・作業・購入計画 　（前回の実習評価）
	消毒	●使用食器の準備、消毒 ●調理師のサポート	●使用食器の準備、消毒 ●調理師のサポート ●ごみの分別処理	●献立・作業・購入計画 　（前回の実習評価）

注）各担当別に責任者を決定する。

（2）実習日程とタイムスケジュールの例

学内実習の日程とタイムスケジュールの例は、図表０－１－５及び図表０－１－６のとおりである。

図表０－１－５　実習日程の例

実習回数	日付	実習内容		
		1グループ	2グループ	3グループ
1	／	ガイダンス１（進め方、グループ編成等）		
2	／	実習計画１（献立・作業・衛生等）		
3	／	実習計画２（献立、実習室紹介、清掃等）		
4	／	試作（１回目）	演習	演習
5	／	調理（１回目）	試作（１回目）	演習
6	／	事務（１回目）	調理（１回目）	試作（１回目）
7	／	試作（２回目）	事務（１回目）	調理（１回目）
8	／	調理（２回目）	試作（２回目）	事務（１回目）
9	／	事務（２回目）	調理（２回目）	試作（２回目）
10	／	試作（３回目）	事務（２回目）	調理（２回目）
11	／	調理（３回目）	試作（３回目）	事務（２回目）
12	／	演習	調理（３回目）	試作（３回目）
13	／	演習	演習	調理（３回目）
14	／	まとめ１（評価、管理等）		
15	／	まとめ２（評価、管理等）		

注）試作グループ、調理グループは、作業開始前に個人衛生管理表にしたがい、各自で衛生チェックを行う。

図表0-1-6　タイムスケジュール（1～3限の場合）の例

時間	栄養士役	調理師役
9：00	身支度等の個人衛生管理	
	出欠及び衛生の確認	下処理、食器の準備
	検収・出庫	
	作業の確認	
10：00	味つけの確認	調理作業
		T－T管理（時間・温度）
11：00	盛りつけ管理	盛りつけの準備
		盛りつけ
	検食	
12：00	配膳・提供サービス	
	喫食（検食）、休憩	
13：00	後片づけ	
	残菜の確認	食器・器具の洗浄
	嗜好調査の集計	
	帳票の整理	清掃
14：00		点検
	実習のまとめ	
	反省会	
14：30	終了	

Work 0-2 実習の準備

> **実習の内容**
> ①実習態度、携行品を確認しましょう。
> ②細菌検査を行い、服装、身体の衛生、健康状態などを確認しましょう。
> 【使用するシート】 シート1 個人衛生管理表

> **ポイント解説**

1 ▶ 実習にあたっての心構え

　　管理栄養士・栄養士を目指すものとして、積極的な態度で臨み、各自責任をもって分担作業に取り組むように努める。
- 無断欠席、遅刻はしない。やむを得ず欠席する場合は、事前に必ず担当教員に届け出る。
- 実習前に必ず計画書を熟読し、各自の作業分担や実習内容を十分理解しておく。
- 健康管理（睡眠不足・風邪等）について、実習期間中は特に注意すること。
- 調理することだけが目的ではない。生産計画（調理工程、作業工程）における重量変化、時間、温度などについての所定の記録を忘れないこと。
- 実習中は私語を慎むこと。
- 定められた時間に喫食するために、実習リーダー（責任者）は、時間と作業進行を把握しながらメンバーを適正に配置するように指示すること。
- グループのメンバーはチームワークに配慮し、実習がスムーズに進行するように心がけ、積極的に協力すること。
- 実習室内には、取扱いを間違えると大事故につながる機器が多数あるため、十分な注意が必要である。指導者の指示にしたがって作業すること。
- 床は水や油で滑りやすくなっている場合があるため、モップなどでの拭き取りを心がけ、実習室内は絶対に走らないこと。
- 万一、事故や器具、食器の破損が起きた場合、直ちに担当教員・指導者に報告し、指示を仰ぐこと。

2 ▶ 持ち物の確認

　　学内実習には、図表0-2-1にあげたものを携行する。貴重品は、各自、十分な管理が必要である。なお、持ち物は、各養成校によって異なる場合がある。

図表 0-2-1　学内実習の持ち物チェックリスト

☐	実習用調理着（エプロン）	☐	帽子
☐	マスク	☐	ビニール前掛け
☐	実習用履物（靴、長靴）	☐	名札
☐	着替え（綿シャツ、ズボン、ソックス等）	☐	教科書
☐	筆記用具	☐	ノート
☐	日本食品標準成分表	☐	検便（陰性）証明書（赤痢菌、サルモネラ菌、腸管出血性大腸菌）
☐	電卓		

注1）帽子は、全体を覆い、衛生面に配慮したディスポキャップの着用が望ましい。
　2）ディスポキャップ、ディスポマスク、包丁、ビニール前掛け、実習用履物（靴、長靴）などは、実習室に備えつけのものを使用する。

3　個人の衛生管理

　食数の多い学内実習では、実習生のわずかな衛生上の不注意が大きな影響を及ぼすことがある。調理従事者は、各自の身辺の清潔保持はもちろん、実習室での衛生（Work 2-8）も含めて、すべての面で衛生上の配慮を怠ってはならない。

(1)　ふん便の細菌検査の実施と提出

　赤痢菌、サルモネラ菌、腸管出血性大腸菌を含む検査を行い、陰性でなければ調理実習はできない。提出方法は、以下のとおりである。
- 事前に指定容器を受け取る。
- 指定の日時と場所に提出する。提出日は、原則として調理実習日の1週間前とする。
- 指定日時に提出できなかった場合は、各自で検査を済ませ、陰性の証明書を調理実習前日までに提出する。

(2)　服装等のチェック

- 清潔な実習用の調理着（エプロン）、帽子を準備する。帽子は、頭髪が外に出ないようにきちんとまとめてかぶる。
- 調理着の下は作業しやすい服装（綿シャツ、長ズボン）とし、スカートは着用しない。
- 実習室では、専用の履物を使用する（エリア別で使い分ける）。
- トイレに行く場合は、調理着、帽子を必ず外す。
- 爪は短く切り、マニキュアはしない。
- 指輪、時計、イヤリング、ピアス、ネックレスなどは外す。

(3)　当日の健康状態のチェック

　調理実習当日（Work 2-1）に、下痢、嘔吐、風邪、体調不良、手指の傷などがある場合は「個人衛生管理表」に記載し、必ず担当教員に申し出て指示を受けること。

Unit 0　オリエンテーション

> **ひとくちメモ**
>
> ### 朝礼（昼礼）の効用　―病院の例―
>
> 　給食の運営が円滑に行われるためには、給食に従事する関係者間の日頃からの緊密な連携が大切である。そのために、給食施設では朝礼が行われている。朝礼時の伝達事項などは記録して、栄養管理委員会の基礎資料や事故発生時のトレーサビリティーなどに役立てる。なお、朝礼の時間が設けられない職場の場合は、昼礼を行う場合や業務終了前の時間を利用する場合もある。朝礼には、以下のような効用がある。
>
> ①スタッフの健康を管理する
> 　朝一番の「おはようございます」の挨拶は、スタッフの健康状態の確認になる。
>
> ②作業工程を確認する
> - その日の献立の注意事項や特定の利用者に対して、禁止食品や治療食上の調理の注意などを説明する。
> - 行事予定などの連絡を行う。
> - インシデントレポートやアクシデントレポートをもとに、事故の原因分析や再発防止策を伝達する。
> - 利用者からの感謝の言葉なども報告する。
>
> ③安全・衛生教育を行う
> 　異物混入や誤配膳などによる事故食や食中毒を防止するために、日々の衛生観念の意識を徹底する。
>
> ④多職種とのコミュニケーションを図る
> 　管理栄養士・栄養士だけではなく、他の職種と交代で話す機会を設けて、栄養・食事管理部門全体としてのチームワーク意識の高揚に役立てる。

Unit 0
オリエンテーション

Unit 1
計　画

Unit 2
実　施

Unit 3
評価・改善

Unit 4
原価管理

Work 1-1 給与栄養目標量の設定

> **実習の内容**
> ①18〜29歳女性、身体活動レベル「ふつう」を参考にして、給与栄養目標量を算出しましょう。
>   【使用するシート】 シート2 食事摂取基準を参考とした給与栄養目標量算出表
> ②実習で行う加重平均を算出して給与栄養目標量を設定しましょう。
>   【使用するシート】 シート3 加重平均による給与栄養目標量算出表

ポイント解説

1 ▶ 給与栄養目標量を求める2つの方法

給食における食事提供では、1人当たりの栄養量である「給与栄養目標量」を算定し、これをもとに食事管理計画を立案する。算定方法には、①「食事摂取基準を参考とする場合」と、②「加重平均を算出する場合」がある。

2 ▶ 食事摂取基準を参考とする場合

(1) 食事摂取基準のポイント

「日本人の食事摂取基準（2025年版）」では、特定給食施設などにおいて集団を構成するすべての「個人」に対して望ましい食事を提供することを前提に、「幅」（目指したい範囲）の考えを用い、図表1-1-1、図表1-1-2を参考に食事を提供することが現実的である。

(2) 食事摂取基準を参考として給与栄養目標量を設定する場合

- 学内実習では、利用者の多くが学生であるため、食事摂取基準の18〜29歳（図表1-1-4）を参考にして、エネルギー及び各栄養素の給与栄養目標量を決定する。
- 昼食1食分でのエネルギー及び各栄養素の割合は、利用者の食習慣（食事時間）や身体活動の状況などを考慮して決定するが、「朝食：昼食：夕食＝2：3：3」を用いて1日の3／8とするのが一般的である。

図表 1-1-1　特定給食施設等における望ましい対応

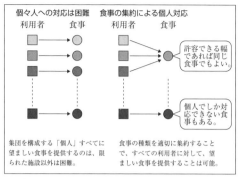

出所）国立健康・栄養研究所監修、山本茂・由田克士編『日本人の食事摂取基準（2005年版）の活用』第一出版　2005年　28頁を一部改変

図表 1-1-2　食事摂取基準の各指標の考え方

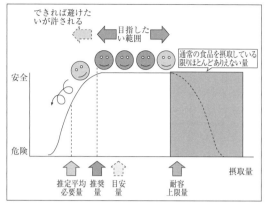

出所）図表 1-1-1 に同じ　11頁

図表 1-1-3　食事摂取基準を参考とした給与栄養目標量算出表の例（20歳女性、身体活動レベル「ふつう」）【シート2】

令和　　年　　月　　日（　）　クラス：　　　　　　班：　　　　　　担当者：　　　　　　
対象者の年齢：　　　　　歳
性別：　　　　
身体活動レベル：　　　　　
その他：妊婦（　初期　・　中期　・　後期　）、授乳婦、月経（　有　・　無　）

栄養素	食事摂取基準 （1日当たり）		給与栄養目標量 （1日当たり）		給与栄養目標量 昼食（3/8）
エネルギー（kcal）	推定エネルギー必要量	1,950	1,950	→	730
たんぱく質[※1]（g）	推定平均必要量	40	目標量 63.4〜97.5 g （80.4 g）[※5]	→	23.8〜36.6 g （30.2 g）[※5]
	推奨量	50			
	目標量（%E）[※3]	13〜20			
脂質（g）	目標量（%E）[※3]	20〜30	43.3〜65.0 g （54.2 g）[※6]	→	16.2〜24.4 g （20.3 g）[※6]
カルシウム（mg）	推定平均必要量	550	650付近[※4]	→	244付近[※4]
	推奨量	650			
	耐容上限量	2,500			
鉄[※2]（mg）	推定平均必要量	7.0	10.0付近	→	3.8付近
	推奨量	10.0			
ビタミンA（μgRAE）	推定平均必要量	450	650付近[※4]	→	244付近[※4]
	推奨量	650			
	耐容上限量	2,700			
ビタミンB$_1$（mg）	推定平均必要量	0.6	0.8付近	→	0.3付近
	推奨量	0.8			
ビタミンB$_2$（mg）	推定平均必要量	1.0	1.2付近	→	0.5付近
	推奨量	1.2			
ビタミンC（mg）	推定平均必要量	80	100付近	→	38付近
	推奨量	100			
食物繊維（g）	目標量	18以上	18程度	→	6.8程度

※1　たんぱく質量は、高齢者においては、2.0 g/kg/日未満とすることが適当という報告がある。
※2　「月経あり」として検討した。
※3　「%E」はエネルギー比率（%エネルギー）。
※4　耐容上限量は近づきたくない量であるため、耐容上限量に近づけないことが望ましい。
※5　目標量の中央値（16.5）を用いた場合。
※6　目標量の中央値（25）を用いた場合。

Unit 1　計　画

> **ひとくちメモ**
>
> **利用者の年齢が異なる場合**
>
> 　利用者は、幼児期、学童期、思春期、成人期、高齢期などのライフステージによって嗜好に特徴があるので、ライフステージごとに献立や調理方法に変化をつける。病院では、それに加えて疾病、発熱、投薬による食欲減退などの要因を含めて栄養補給法を検討しなければならない。

3　加重平均を算出する場合

(1)　加重平均とは

　設定された給与栄養目標量の性別、年齢別、身体活動レベル別に区分された栄養量に、その集団の各項目の対象人数を掛け合わせて計算された数値を総集計し、その集団の総人数で割ると、その集団1人当たりの平均のエネルギー必要量と栄養素量が算出される。これを「加重平均」という。なお、「荷重平均」と表記することもあるが同じ意味である。

(2)　食事摂取基準を活用した加重平均による給与栄養目標量の算定手順

①栄養管理計画・食事管理計画の利用者の範囲を確定する。
②利用者ごとで、性、年齢、身体活動レベル、身体状況などを把握し、望ましい食事のエネルギー量を決定する（性、年齢、身体活動レベル別の構成人数表を作成する）。

$$\text{加重平均給与栄養目標量} = \frac{\Sigma（性、年齢、身体活動レベル別の人数 \times 各栄養素量）}{\text{総利用者数}}$$

③各利用者に望ましいエネルギー量の分布状況を確認し、何種類の食事を設定することが適当であるかを考える。設定値は、切りのよい丸め値とする。学内実習では、主食の量を変更するなどで対応する。
④食事の種類ごとに他の栄養素の給与栄養目標量を設定する。その際、基準値の最も高い者が推定平均必要量を下回らないように注意する。

Work 1-1 給与栄養目標量の設定

図表1-1-4 加重平均による給与栄養目標量算出表（学内実習の例）【シート3】

令和　　年　　月　　日（　　）　クラス：＿＿＿＿＿　班：＿＿＿＿＿　担当者：＿＿＿＿＿＿＿＿

年齢(歳)	性別	身体活動レベル(kcal/日)		対象人数(人)	エネルギー階級別合計(kcal)
18～29	男	低い	2,250	15	33,750
	女	低い	1,700	36	61,200
		ふつう	1,950	24	46,800
		高い	2,250	5	11,250
30～49	男	低い	2,350	7	16,450
	女	ふつう	2,050	3	6,150
		高い	2,350	6	14,100
50～64	男	低い	2,250	3	6,750
	女	ふつう	1,950	1	1,950
合　計				100	198,400
給与栄養目標量（1日）					1,984

エネルギーの幅
- 最大：2,350 kcal
- 最小：1,700 kcal
- 加重平均値：1,984 kcal

給与栄養目標量：2,000 kcal
※許容できる幅：±200～300 kcal

図表1-1-5 加重平均による給与栄養目標量算出表（特定給食施設の例）【シート3】

令和　　年　　月　　日（　　）　クラス：＿＿＿＿＿　班：＿＿＿＿＿　担当者：＿＿＿＿＿＿＿＿

年齢(歳)	性別	身体活動レベル(kcal/日)		対象人数(人)	エネルギー階級別合計(kcal)
18～29	男	低い	2,250	6	13,500
		ふつう	2,600	19	49,400
		高い	3,000	0	0
	女	低い	1,700	32	54,400
		ふつう	1,950	17	33,150
		高い	2,250	2	4,500
30～49	男	低い	2,350	19	44,650
		ふつう	2,750	33	90,750
		高い	3,150	0	0
	女	低い	1,750	42	73,500
		ふつう	2,050	36	73,800
		高い	2,350	1	2,350
50～64	男	低い	2,250	69	155,250
		ふつう	2,650	32	84,800
		高い	3,000	2	6,000
	女	低い	1,700	88	149,600
		ふつう	1,950	45	87,750
		高い	2,250	1	2,250
65～74	男	低い	2,100	39	81,900
		ふつう	2,350	24	56,400
		高い	2,650	2	5,300
	女	低い	1,650	76	125,400
		ふつう	1,850	14	25,900
		高い	2,050	1	2,050
合　計				600	1,222,600
給与栄養目標量（1日）					2,038

エネルギーの幅
- 最大：3,000 kcal
- 最小：1,650 kcal
- 加重平均値：2,038 kcal

給与栄養目標量
- A：1,600 kcal
- B：2,000 kcal
- C：2,400 kcal
- D：2,800 kcal

※許容できる幅：±200～300 kcal
※AからDの4種類の献立を作成し、利用者個別に適切な食種を選択する。

参考資料

表1-1-6 食事摂取基準を策定した栄養素と設定した指標[*1]（1歳以上）

栄養素		推定平均必要量（EAR）	推奨量（RDA）	目安量（AI）	耐容上限量（UL）	目標量（DG）
たんぱく質[*2]		○[*b]	○[*b]	−	−	○[*3]
脂質	脂質	−	−	−	−	○[*3]
	飽和脂肪酸[*4]	−	−	−	−	○[*3]
	n-6系脂肪酸	−	−	○	−	−
	n-3系脂肪酸	−	−	○	−	−
	コレステロール[*5]	−	−	−	−	−
炭水化物	炭水化物	−	−	−	−	○[*3]
	食物繊維	−	−	−	−	○
	糖類	−	−	−	−	−
エネルギー産生栄養素バランス[*2]		−	−	−	−	○[*3]
ビタミン	脂溶性 ビタミンA	○[*a]	○[*a]	−	○	−
	ビタミンD[*2]	−	−	○	○	−
	ビタミンE	−	−	○	○	−
	ビタミンK	−	−	○	−	−
	水溶性 ビタミンB₁	○[*a]	○[*a]	−	−	−
	ビタミンB₂	○[*c]	○[*c]	−	−	−
	ナイアシン	○[*a]	○[*a]	−	○	−
	ビタミンB₆	○[*b]	○[*b]	−	○	−
	ビタミンB₁₂	−	−	○	−	−
	葉酸	○[*a]	○[*a]	−	○[*7]	−
	パントテン酸	−	−	○	−	−
	ビオチン	−	−	○	−	−
	ビタミンC	○[*b]	○[*b]	−	−	−
ミネラル	多量 ナトリウム[*6]	○[*a]	−	−	−	○
	カリウム	−	−	○	−	○
	カルシウム	○[*b]	○[*b]	−	○	−
	マグネシウム	○[*b]	○[*b]	−	○[*7]	−
	リン	−	−	○	○	−
	微量 鉄	○[*b]	○[*b]	−	○	−
	亜鉛	○[*b]	○[*b]	−	○	−
	銅	○[*b]	○[*b]	−	○	−
	マンガン	−	−	○	○	−
	ヨウ素	○[*b]	○[*b]	−	○	−
	セレン	○[*a]	○[*a]	−	○	−
	クロム	−	−	○	○	−
	モリブデン	○[*b]	○[*b]	−	○	−

*1 一部の年齢区分についてだけ設定した場合も含む。
*2 フレイル予防を図る上での留意事項を表の脚注として記載。
*3 総エネルギー摂取量に占めるべき割合（％エネルギー）。
*4 脂質異常症の重症化予防を目的としたコレステロールの量と、トランス脂肪酸の摂取に関する参考情報を表の脚注として記載。
*5 脂質異常症の重症化予防を目的とした量を飽和脂肪酸の表の脚注に記載。
*6 高血圧及び慢性腎臓病（CKD）の重症化予防を目的とした量を表の脚注として記載。
*7 通常の食品以外の食品からの摂取について定めた。
*a 集団内の半数の者に不足又は欠乏の症状が現れ得る摂取量をもって推定平均必要量とした栄養素。
*b 集団内の半数の者で体内量が維持される摂取量をもって推定平均必要量とした栄養素。
*c 集団内の半数の者で体内量が飽和している摂取量をもって推定平均必要量とした栄養素。

出所）厚生労働省「日本人の食事摂取基準（2025年版）策定検討会報告書」2024年

表1−1−7 参照体位（参照身長、参照体重）と推定エネルギー必要量

性別	参照体位（参照身長、参照体重）[*1]				推定エネルギー必要量（kcal/日）					
	男性		女性[*2]		男性			女性		
	参照身長(cm)	参照体重(kg)	参照身長(cm)	参照体重(kg)	身体活動レベル[*4]			身体活動レベル[*4]		
年齢等					低い	ふつう	高い	低い	ふつう	高い
0〜5（月）	61.5	6.3	60.1	5.9	−	550	−	−	500	−
6〜11（月）	71.6	8.8	70.2	8.1						
6〜8（月）	69.8	8.4	68.3	7.8	−	650	−	−	600	−
9〜11（月）	73.2	9.1	71.9	8.4	−	700	−	−	650	−
1〜2（歳）	85.8	11.5	84.6	11.0	−	950	−	−	900	−
3〜5（歳）	103.6	16.5	103.2	16.1	−	1,300	−	−	1,250	−
6〜7（歳）	119.5	22.2	118.3	21.9	1,350	1,550	1,750	1,250	1,450	1,650
8〜9（歳）	130.4	28.0	130.4	27.4	1,600	1,850	2,100	1,500	1,700	1,900
10〜11（歳）	142.0	35.6	144.0	36.3	1,950	2,250	2,500	1,850	2,100	2,350
12〜14（歳）	160.5	49.0	155.1	47.5	2,300	2,600	2,900	2,150	2,400	2,700
15〜17（歳）	170.1	59.7	157.7	51.9	2,500	2,850	3,150	2,050	2,300	2,550
18〜29（歳）	172.0	63.0	158.0	51.0	2,250	2,600	3,000	1,700	1,950	2,250
30〜49（歳）	171.8	70.0	158.5	53.3	2,350	2,750	3,150	1,750	2,050	2,350
50〜64（歳）	169.7	69.1	156.4	54.0	2,250	2,650	3,000	1,700	1,950	2,250
65〜74（歳）	165.3	64.4	152.2	52.6	2,100	2,350	2,650	1,650	1,850	2,050
75以上（歳）	162.0	61.0	148.3	49.3	1,850[*5]	2,250[*5]	−	1,450[*5]	1,750[*5]	−
18以上（歳）[*3]	（男女計）参照身長 161.0 cm 参照体重 58.6 kg									
妊婦(付加量)[*6] 初期 中期 後期								+50 +250 +450	+50 +250 +450	+50 +250 +450
授乳婦(付加量)								+350	+350	+350

*1 0〜17歳は、日本小児内分泌学会・日本成長学会合同標準値委員会による小児の体格評価に用いる身長、体重の標準値を基に、年齢区分に応じて、当該月齢及び年齢区分の中央時点における中央値を引用した。ただし、公表数値が年齢区分と合致しない場合は、同様の方法で算出した値を用いた。18歳以上は、平成30・令和元年国民健康・栄養調査の2か年における当該の性及び年齢区分における身長・体重の中央値を用いた。
*2 妊婦、授乳婦を除く。
*3 18歳以上成人、男女合わせた参照身長、参照体重として、平成30・令和元年の2か年分の人口推計を用い、「地域ブロック・性・年齢階級別人口÷地域ブロック・性・年齢階級別 国民健康・栄養調査解析対象者数」で重み付けをして、地域ブロック・性・年齢区分を調整した身長・体重の中央値を算出した。
*4 身体活動レベルは、「低い」、「ふつう」、「高い」の三つのカテゴリーとした。
*5 「ふつう」は自立している者、「低い」は自宅にいてほとんど外出しない者に相当する。「低い」は高齢者施設で自立に近い状態で過ごしている者にも適用できる値である。
*6 妊婦個々の体格や妊娠中の体重増加量及び胎児の発育状況の評価を行うことが必要である。
注1）活用に当たっては、食事評価、体重及びBMIの把握を行い、エネルギーの過不足は、体重の変化又はBMI（表1−1−8）を用いて評価すること。
　2）身体活動レベルが「低い」に該当する場合、少ないエネルギー消費量に見合った少ないエネルギー摂取量を維持することになるため、健康の保持・増進の観点からは、身体活動量を増加させる必要がある。
出所）表1−1−6に同じ

Unit 1　計　画

表１−１−８　目標とするBMIの範囲（18歳以上）[1,2]

年齢（歳）	目標とするBMI（kg/m²）
18〜49	18.5〜24.9
50〜64	20.0〜24.9
65〜74[3]	21.5〜24.9
75以上[3]	21.5〜24.9

*１　男女共通。あくまでも参考として使用すべきである。
*２　上限は総死亡率の低減に加え、主な生活習慣病の有病率、医療費、高齢者及び労働者の身体機能低下との関連を考慮して定めた。
*３　総死亡率をできるだけ低く抑えるためには下限は20.0から21.0付近となるが、その他の考慮すべき健康障害等を勘案して21.5とした。
出所）表１−１−６に同じ

表１−１−９　各栄養素の食事摂取基準
●たんぱく質の食事摂取基準（推定平均必要量、推奨量、目安量：g/日、目標量：％エネルギー）

性別	男性				女性			
年齢等	推定平均必要量	推奨量	目安量	目標量[*1]	推定平均必要量	推奨量	目安量	目標量[*1]
0〜5（月）	−	−	10	−	−	−	10	−
6〜8（月）	−	−	15	−	−	−	15	−
9〜11（月）	−	−	25	−	−	−	25	−
1〜2（歳）	15	20	−	13〜20	15	20	−	13〜20
3〜5（歳）	20	25	−	13〜20	20	25	−	13〜20
6〜7（歳）	25	30	−	13〜20	25	30	−	13〜20
8〜9（歳）	30	40	−	13〜20	30	40	−	13〜20
10〜11（歳）	40	45	−	13〜20	40	50	−	13〜20
12〜14（歳）	50	60	−	13〜20	45	55	−	13〜20
15〜17（歳）	50	65	−	13〜20	45	55	−	13〜20
18〜29（歳）	50	65	−	13〜20	40	50	−	13〜20
30〜49（歳）	50	65	−	13〜20	40	50	−	13〜20
50〜64（歳）	50	65	−	14〜20	40	50	−	14〜20
65〜74（歳）[*2]	50	60	−	15〜20	40	50	−	15〜20
75以上（歳）[*2]	50	60	−	15〜20	40	50	−	15〜20
妊婦（付加量）初期					+0	+0	−	−[*3]
中期					+5	+5	−	−[*3]
後期					+20	+25	−	−[*4]
授乳婦（付加量）					+15	+20	−	−[*4]

*１　範囲に関しては、おおむねの値を示したものであり、弾力的に運用すること。
*２　65歳以上の高齢者について、フレイル予防を目的とした量を定めることは難しいが、身長・体重が参照体位に比べて小さい者や、特に75歳以上であって加齢に伴い身体活動量が大きく低下した者など、必要エネルギー摂取量が低い者では、下限が推奨量を下回る場合があり得る。この場合でも、下限は推奨量以上とすることが望ましい。
*３　妊婦（初期・中期）の目標量は、13〜20％エネルギーとした。
*４　妊婦（後期）及び授乳婦の目標量は、15〜20％エネルギーとした。

●脂質の食事摂取基準

性別	脂質 (%エネルギー)				飽和脂肪酸 (%エネルギー)[2,3]	
	男性		女性		男性	女性
年齢等	目安量	目標量[1]	目安量	目標量[1]	目標量	目標量
0～5（月）	50	－	50	－	－	－
6～11（月）	40	－	40	－	－	－
1～2（歳）	－	20～30	－	20～30	－	－
3～5（歳）	－	20～30	－	20～30	10以下	10以下
6～7（歳）	－	20～30	－	20～30	10以下	10以下
8～9（歳）	－	20～30	－	20～30	10以下	10以下
10～11（歳）	－	20～30	－	20～30	10以下	10以下
12～14（歳）	－	20～30	－	20～30	10以下	10以下
15～17（歳）	－	20～30	－	20～30	9以下	9以下
18～29（歳）	－	20～30	－	20～30	7以下	7以下
30～49（歳）	－	20～30	－	20～30	7以下	7以下
50～64（歳）	－	20～30	－	20～30	7以下	7以下
65～74（歳）	－	20～30	－	20～30	7以下	7以下
75以上（歳）	－	20～30	－	20～30	7以下	7以下
妊婦			－	20～30		7以下
授乳婦			－	20～30		7以下

*1 範囲に関しては、おおむねの値を示したものである。
*2 飽和脂肪酸と同じく、脂質異常症及び循環器疾患に関与する栄養素としてコレステロールがある。コレステロールに目標量は設定しないが、これは許容される摂取量に上限が存在しないことを保証するものではない。また、脂質異常症の重症化予防の目的からは、200 mg/日未満に留めることが望ましい。
*3 飽和脂肪酸と同じく、冠動脈疾患に関与する栄養素としてトランス脂肪酸がある。日本人の大多数は、トランス脂肪酸に関する世界保健機関（WHO）の目標（1％エネルギー未満）を下回っており、トランス脂肪酸の摂取による健康への影響は、飽和脂肪酸の摂取によるものと比べて小さいと考えられる。ただし、脂質に偏った食事をしている者では、留意する必要がある。トランス脂肪酸は人体にとって不可欠な栄養素ではなく、健康の保持・増進を図る上で積極的な摂取は勧められないことから、その摂取量は1％エネルギー未満に留めることが望ましく、1％エネルギー未満でもできるだけ低く留めることが望ましい。

性別	n-6系脂肪酸 (g/日)		n-3系脂肪酸 (g/日)	
	男性	女性	男性	女性
年齢等	目安量	目安量	目安量	目安量
0～5（月）	4	4	0.9	0.9
6～11（月）	4	4	0.8	0.8
1～2（歳）	4	4	0.7	0.7
3～5（歳）	6	6	1.2	1.0
6～7（歳）	8	7	1.4	1.2
8～9（歳）	8	8	1.5	1.4
10～11（歳）	9	9	1.7	1.7
12～14（歳）	11	11	2.2	1.7
15～17（歳）	13	11	2.2	1.7
18～29（歳）	12	9	2.2	1.7
30～49（歳）	11	9	2.2	1.7
50～64（歳）	11	9	2.3	1.9
65～74（歳）	10	9	2.3	2.0
75以上（歳）	9	8	2.3	2.0
妊婦		9		1.7
授乳婦		9		1.7

Unit 1　計　画

●炭水化物・食物繊維の食事摂取基準

性別	炭水化物 (%エネルギー) 男性	女性
年齢等	目標量[*1,2]	目標量[*1,2]
0～5（月）	－	－
6～11（月）	－	－
1～2（歳）	50～65	50～65
3～5（歳）	50～65	50～65
6～7（歳）	50～65	50～65
8～9（歳）	50～65	50～65
10～11（歳）	50～65	50～65
12～14（歳）	50～65	50～65
15～17（歳）	50～65	50～65
18～29（歳）	50～65	50～65
30～49（歳）	50～65	50～65
50～64（歳）	50～65	50～65
65～74（歳）	50～65	50～65
75以上（歳）	50～65	50～65
妊婦		50～65
授乳婦		50～65

性別	食物繊維 (g/日) 男性	女性
年齢等	目標量	目標量
0～5（月）	－	－
6～11（月）	－	－
1～2（歳）	－	－
3～5（歳）	8以上	8以上
6～7（歳）	10以上	9以上
8～9（歳）	11以上	11以上
10～11（歳）	13以上	13以上
12～14（歳）	17以上	16以上
15～17（歳）	19以上	18以上
18～29（歳）	20以上	18以上
30～49（歳）	22以上	18以上
50～64（歳）	22以上	18以上
65～74（歳）	21以上	18以上
75以上（歳）	20以上	17以上
妊婦		18以上
授乳婦		18以上

＊1　範囲に関しては、おおむねの値を示したものである。
＊2　エネルギー計算上、アルコールを含む。ただし、アルコールの摂取を勧めるものではない。

●エネルギー産生栄養素バランス（%エネルギー）

性別	男性 目標量[*1,2]				女性 目標量[*1,2]			
年齢等	たんぱく質[*3]	脂質[*4] 脂質	飽和脂肪酸	炭水化物[*5,6]	たんぱく質[*3]	脂質[*4] 脂質	飽和脂肪酸	炭水化物[*5,6]
0～11（月）	－	－	－	－	－	－	－	－
1～2（歳）	13～20	20～30	－	50～65	13～20	20～30	－	50～65
3～14（歳）	13～20	20～30	10以下	50～65	13～20	20～30	10以下	50～65
15～17（歳）	13～20	20～30	9以下	50～65	13～20	20～30	9以下	50～65
18～49（歳）	13～20	20～30	7以下	50～65	13～20	20～30	7以下	50～65
50～64（歳）	14～20	20～30	7以下	50～65	14～20	20～30	7以下	50～65
65～74（歳）	15～20	20～30	7以下	50～65	15～20	20～30	7以下	50～65
75以上（歳）	15～20	20～30	7以下	50～65	15～20	20～30	7以下	50～65
妊婦　初・中期					13～20			
後期					15～20	20～30	7以下	50～65
授乳婦					15～20			

＊1　必要なエネルギー量を確保した上でのバランスとすること。
＊2　範囲に関しては、おおむねの値を示したものであり、弾力的に運用すること。
＊3　65歳以上の高齢者について、フレイル予防を目的とした量を定めることは難しいが、身長・体重が参照体位に比べて小さい者や、特に75歳以上であって加齢に伴い身体活動量が大きく低下した者など、必要エネルギー摂取量が低い者では、下限が推奨量を下回る場合があり得る。この場合でも、下限は推奨量以上とすることが望ましい。
＊4　脂質については、その構成成分である飽和脂肪酸など、質への配慮を十分に行う必要がある。
＊5　アルコールを含む。ただし、アルコールの摂取を勧めるものではない。
＊6　食物繊維の目標量を十分に注意すること。

● 脂溶性ビタミンの食事摂取基準

性　別	男　性 ビタミンA (μgRAE/日)*1				女　性			
年齢等	推定平均必要量*2	推奨量*2	目安量*3	耐容上限量*3	推定平均必要量*2	推奨量*2	目安量*3	耐容上限量*3
0～5（月）	－	－	300	600	－	－	300	600
6～11（月）	－	－	400	600	－	－	400	600
1～2（歳）	300	400	－	600	250	350	－	600
3～5（歳）	350	500	－	700	350	500	－	700
6～7（歳）	350	500	－	950	350	500	－	950
8～9（歳）	350	500	－	1,200	350	500	－	1,200
10～11（歳）	450	600	－	1,500	400	600	－	1,500
12～14（歳）	550	800	－	2,100	500	700	－	2,100
15～17（歳）	650	900	－	2,500	500	650	－	2,500
18～29（歳）	600	850	－	2,700	450	650	－	2,700
30～49（歳）	650	900	－	2,700	500	700	－	2,700
50～64（歳）	650	900	－	2,700	500	700	－	2,700
65～74（歳）	600	850	－	2,700	500	700	－	2,700
75以上（歳）	550	800	－	2,700	450	650	－	2,700
妊婦(付加量)初期					+0	+0	－	－
中期					+0	+0	－	－
後期					+60	+80	－	－
授乳婦(付加量)					+300	+450	－	－

*1 レチノール活性当量（μgRAE）
　＝レチノール（μg）＋β-カロテン（μg）×1/12＋α-カロテン（μg）×1/24
　＋β-クリプトキサンチン（μg）×1/24＋その他のプロビタミンAカロテノイド（μg）×1/24
*2 プロビタミンAカロテノイドを含む。
*3 プロビタミンAカロテノイドを含まない。

性　別	ビタミンD (μg/日)*1 男　性		女　性		ビタミンE (mg/日)*2 男　性		女　性		ビタミンK (μg/日) 男　性	女　性
年齢等	目安量	耐容上限量	目安量	耐容上限量	目安量	耐容上限量	目安量	耐容上限量	目安量	目安量
0～5（月）	5.0	25	5.0	25	3.0	－	3.0	－	4	4
6～11（月）	5.0	25	5.0	25	4.0	－	4.0	－	7	7
1～2（歳）	3.5	25	3.5	25	3.0	150	3.0	150	50	60
3～5（歳）	4.5	30	4.5	30	4.0	200	4.0	200	60	70
6～7（歳）	5.5	40	5.5	40	4.5	300	4.5	300	80	90
8～9（歳）	6.5	40	6.5	40	5.0	350	5.0	350	90	110
10～11（歳）	8.0	60	8.0	60	5.5	450	5.5	450	110	140
12～14（歳）	9.0	80	9.0	80	6.5	650	6.0	600	140	170
15～17（歳）	9.0	90	9.0	90	7.0	750	5.5	650	160	150
18～29（歳）	9.0	100	9.0	100	6.0	850	5.0	650	150	150
30～49（歳）	9.0	100	9.0	100	6.0	900	5.5	700	150	150
50～64（歳）	9.0	100	9.0	100	7.0	850	6.0	700	150	150
65～74（歳）	9.0	100	9.0	100	7.0	850	6.5	650	150	150
75以上（歳）	9.0	100	9.0	100	6.5	750	6.5	650	150	150
妊　　婦			8.5	－			6.5	－		150
授乳婦			8.5	－			7.0	－		150

*1 日照により皮膚でビタミンDが産生されることを踏まえ、フレイル予防を図る者はもとより、全年齢区分を通じて、日常生活において可能な範囲内での適度な日光浴を心掛けるとともに、ビタミンDの摂取については、日照時間を考慮に入れることが重要である。
*2 α-トコフェロールについて算定した。α-トコフェロール以外のビタミンEは含んでいない。

Unit 1 計 画

●水溶性ビタミンの食事摂取基準

	ビタミンB_1 (mg/日)[*1,2]						ビタミンB_2 (mg/日)[*3]					
性 別	男 性			女 性			男 性			女 性		
年齢等	推定平均必要量	推奨量	目安量	推定平均必要量	推奨量	目安量	推定平均必要量	推奨量	目安量	推定平均必要量	推奨量	目安量
0〜5（月）	−	−	0.1	−	−	0.1	−	−	0.3	−	−	0.3
6〜11（月）	−	−	0.2	−	−	0.2	−	−	0.4	−	−	0.4
1〜2（歳）	0.3	0.4	−	0.3	0.4	−	0.5	0.6	−	0.5	0.5	−
3〜5（歳）	0.4	0.5	−	0.4	0.5	−	0.7	0.8	−	0.6	0.8	−
6〜7（歳）	0.5	0.7	−	0.4	0.6	−	0.8	0.9	−	0.7	0.9	−
8〜9（歳）	0.6	0.8	−	0.5	0.7	−	0.9	1.1	−	0.9	1.0	−
10〜11（歳）	0.7	0.9	−	0.6	0.9	−	1.1	1.4	−	1.1	1.3	−
12〜14（歳）	0.8	1.1	−	0.7	1.0	−	1.3	1.6	−	1.2	1.4	−
15〜17（歳）	0.9	1.2	−	0.7	1.0	−	1.4	1.7	−	1.2	1.4	−
18〜29（歳）	0.8	1.1	−	0.6	0.8	−	1.3	1.6	−	1.0	1.2	−
30〜49（歳）	0.8	1.2	−	0.6	0.9	−	1.4	1.7	−	1.0	1.2	−
50〜64（歳）	0.8	1.1	−	0.6	0.8	−	1.3	1.6	−	1.0	1.2	−
65〜74（歳）	0.7	1.0	−	0.6	0.8	−	1.2	1.4	−	0.9	1.1	−
75以上（歳）	0.7	1.0	−	0.5	0.7	−	1.1	1.4	−	0.9	1.1	−
妊 婦（付加量）				+0.1	+0.2	−				+0.2	+0.3	−
授乳婦（付加量）				+0.2	+0.2	−				+0.5	+0.6	−

*1 チアミン塩化物塩酸塩（分子量＝337.3）相当量として示した。
*2 身体活動レベル「ふつう」の推定エネルギー必要量を用いて算定した。
*3 身体活動レベル「ふつう」の推定エネルギー必要量を用いて算定した。
特記事項：推定平均必要量は、ビタミンB_2の欠乏症である口唇炎、口角炎、舌炎などの皮膚炎を予防するに足る最小量からではなく、尿中にビタミンB_2の排泄量が増大し始める摂取量（体内飽和量）から算定。

	ナイアシン (mgNE/日)[*1,2]							
性 別	男 性				女 性			
年齢等	推定平均必要量	推奨量	目安量	耐容上限量[*3]	推定平均必要量	推奨量	目安量	耐容上限量[*3]
0〜5（月）[*4]	−	−	2	−	−	−	2	−
6〜11（月）	−	−	3	−	−	−	3	−
1〜2（歳）	5	6	−	60(15)	4	5	−	60(15)
3〜5（歳）	6	8	−	80(20)	6	7	−	80(20)
6〜7（歳）	7	9	−	100(30)	7	8	−	100(30)
8〜9（歳）	9	11	−	150(35)	8	10	−	150(35)
10〜11（歳）	11	13	−	200(45)	10	12	−	200(45)
12〜14（歳）	12	15	−	250(60)	12	14	−	250(60)
15〜17（歳）	14	16	−	300(70)	11	13	−	250(65)
18〜29（歳）	13	15	−	300(80)	9	11	−	250(65)
30〜49（歳）	13	16	−	350(85)	10	12	−	250(65)
50〜64（歳）	13	15	−	350(85)	9	11	−	250(65)
65〜74（歳）	11	14	−	300(80)	9	11	−	250(65)
75以上（歳）	11	13	−	300(75)	8	10	−	250(60)
妊 婦（付加量）					+0	+0	−	−
授乳婦（付加量）					+3	+3	−	−

*1 ナイアシン当量（NE）＝ナイアシン＋1/60トリプトファンで示した。
*2 身体活動レベル「ふつう」の推定エネルギー必要量を用いて算定した。
*3 ニコチンアミドの重量（mg/日）、（ ）内はニコチン酸の重量（mg/日）。
*4 単位はmg/日。

Work 1-1　給与栄養目標量の設定

性別	ビタミンB$_6$ (mg/日)*1								ビタミンB$_{12}$ (μg/日)*3	
	男性				女性				男性	女性
年齢等	推定平均必要量	推奨量	目安量	耐容上限量*2	推定平均必要量	推奨量	目安量	耐容上限量*2	目安量	目安量
0～5（月）	－	－	0.2	－	－	－	0.2	－	0.4	0.4
6～11（月）	－	－	0.3	－	－	－	0.3	－	0.9	0.9
1～2（歳）	0.4	0.5	－	10	0.4	0.5	－	10	1.5	1.5
3～5（歳）	0.5	0.6	－	15	0.5	0.6	－	15	1.5	1.5
6～7（歳）	0.6	0.7	－	20	0.6	0.7	－	20	2.0	2.0
8～9（歳）	0.8	0.9	－	25	0.8	0.9	－	25	2.5	2.5
10～11（歳）	0.9	1.0	－	30	1.0	1.2	－	30	3.0	3.0
12～14（歳）	1.2	1.4	－	40	1.1	1.3	－	40	4.0	4.0
15～17（歳）	1.2	1.5	－	50	1.0	1.3	－	45	4.0	4.0
18～29（歳）	1.2	1.5	－	55	1.0	1.2	－	45	4.0	4.0
30～49（歳）	1.2	1.5	－	60	1.0	1.2	－	45	4.0	4.0
50～64（歳）	1.2	1.5	－	60	1.0	1.2	－	45	4.0	4.0
65～74（歳）	1.2	1.4	－	55	1.0	1.2	－	45	4.0	4.0
75以上（歳）	1.2	1.4	－	50	1.0	1.2	－	40	4.0	4.0
妊婦（付加量）					＋0.2	＋0.2	－	－		4.0
授乳婦（付加量）					＋0.3	＋0.3	－	－		4.0

＊1　たんぱく質の推奨量を用いて算定した（妊婦・授乳婦の付加量は除く）。
＊2　ピリドキシン（分子量＝169.2）相当量として示した。
＊3　シアノコバラミン（分子量＝1,355.4）相当量として示した。

性別	葉酸 (μg/日)*1							
	男性				女性			
年齢等	推定平均必要量	推奨量	目安量	耐容上限量*2	推定平均必要量	推奨量	目安量	耐容上限量*2
0～5（月）	－	－	40	－	－	－	40	－
6～11（月）	－	－	70	－	－	－	70	－
1～2（歳）	70	90	－	200	70	90	－	200
3～5（歳）	80	100	－	300	80	110	－	300
6～7（歳）	110	130	－	400	110	140	－	400
8～9（歳）	130	150	－	500	130	160	－	500
10～11（歳）	150	180	－	700	150	190	－	700
12～14（歳）	190	230	－	900	190	240	－	900
15～17（歳）	200	240	－	900	200	240	－	900
18～29（歳）	200	240	－	900	200	240	－	900
30～49（歳）	200	240	－	1,000	200	240	－	1,000
50～64（歳）	200	240	－	1,000	200	240	－	1,000
65～74（歳）	200	240	－	900	200	240	－	900
75以上（歳）	200	240	－	900	200	240	－	900
妊婦(付加量)*3 初期					＋0	＋0	－	－
中期・後期					＋200	＋240	－	－
授乳婦（付加量）					＋80	＋100	－	－

＊1　葉酸（プテロイルモノグルタミン酸、分子量＝441.4）相当量として示した。
＊2　通常の食品以外の食品に含まれる葉酸に適用する。
＊3　妊娠を計画している女性、妊娠の可能性がある女性及び妊娠初期の妊婦は、胎児の神経管閉鎖障害のリスク低減のために、通常の食品以外の食品に含まれる葉酸を400μg/日摂取することが望まれる。

性　別	パントテン酸 (mg/日)		ビオチン (μg/日)		ビタミンC (mg/日)*1					
	男性	女性	男性	女性	男　性			女　性		
年齢等	目安量	目安量	目安量	目安量	推定平均必要量	推奨量	目安量	推定平均必要量	推奨量	目安量
0～5（月）	4	4	4	4	−	−	40	−	−	40
6～11（月）	3	3	10	10	−	−	40	−	−	40
1～2（歳）	3	3	20	20	30	35	−	30	35	−
3～5（歳）	4	4	20	20	35	40	−	35	40	−
6～7（歳）	5	5	30	30	40	50	−	40	50	−
8～9（歳）	6	6	30	30	50	60	−	50	60	−
10～11（歳）	6	6	40	40	60	70	−	60	70	−
12～14（歳）	7	6	50	50	75	90	−	75	90	−
15～17（歳）	7	6	50	50	80	100	−	80	100	−
18～29（歳）	5	5	50	50	80	100	−	80	100	−
30～49（歳）	5	5	50	50	80	100	−	80	100	−
50～64（歳）	6	5	50	50	80	100	−	80	100	−
65～74（歳）	6	5	50	50	80	100	−	80	100	−
75以上（歳）	6	5	50	50	80	100	−	80	100	−
妊　婦*2		5		50				+10	+10	−
授乳婦*2		6		50				+40	+45	−

*1　L−アスコルビン酸（分子量＝176.1）相当量で示した。
特記事項：ビタミンCの推定平均必要量は、ビタミンCの欠乏症である壊血病を予防するに足る最小量からではなく、良好なビタミンCの栄養状態の確実な維持の観点から算定。
*2　ビタミンCは付加量。

● 多量ミネラルの食事摂取基準

性　別	ナトリウム (mg/日、（ ）は食塩相当量［g/日］)*1					
	男　性			女　性		
年齢等	推定平均必要量	目安量	目標量	推定平均必要量	目安量	目標量
0～5（月）	−	100（0.3）	−	−	100（0.3）	−
6～11（月）	−	600（1.5）	−	−	600（1.5）	−
1～2（歳）	−	−	(3.0未満)	−	−	(2.5未満)
3～5（歳）	−	−	(3.5未満)	−	−	(3.5未満)
6～7（歳）	−	−	(4.5未満)	−	−	(4.5未満)
8～9（歳）	−	−	(5.0未満)	−	−	(5.0未満)
10～11（歳）	−	−	(6.0未満)	−	−	(6.0未満)
12～14（歳）	−	−	(7.0未満)	−	−	(6.5未満)
15～17（歳）	−	−	(7.5未満)	−	−	(6.5未満)
18～29（歳）	600（1.5）	−	(7.5未満)	600（1.5）	−	(6.5未満)
30～49（歳）	600（1.5）	−	(7.5未満)	600（1.5）	−	(6.5未満)
50～64（歳）	600（1.5）	−	(7.5未満)	600（1.5）	−	(6.5未満)
65～74（歳）	600（1.5）	−	(7.5未満)	600（1.5）	−	(6.5未満)
75以上（歳）	600（1.5）	−	(7.5未満)	600（1.5）	−	(6.5未満)
妊　婦				600（1.5）	−	(6.5未満)
授乳婦				600（1.5）	−	(6.5未満)

*1　高血圧及び慢性腎臓病（CKD）の重症化予防のための食塩相当量の量は、男女とも6.0g/日未満とした。

Work 1-1 給与栄養目標量の設定

	カリウム (mg/日)			
性別	男性		女性	
年齢等	目安量	目標量	目安量	目標量
0～5（月）	400	−	400	−
6～11（月）	700	−	700	−
1～2（歳）	−	−	−	−
3～5（歳）	1,100	1,600以上	1,000	1,400以上
6～7（歳）	1,300	1,800以上	1,200	1,600以上
8～9（歳）	1,600	2,000以上	1,400	1,800以上
10～11（歳）	1,900	2,200以上	1,800	2,000以上
12～14（歳）	2,400	2,600以上	2,200	2,400以上
15～17（歳）	2,800	3,000以上	2,000	2,600以上
18～29（歳）	2,500	3,000以上	2,000	2,600以上
30～49（歳）	2,500	3,000以上	2,000	2,600以上
50～64（歳）	2,500	3,000以上	2,000	2,600以上
65～74（歳）	2,500	3,000以上	2,000	2,600以上
75以上（歳）	2,500	3,000以上	2,000	2,600以上
妊婦			2,000	2,600以上
授乳婦			2,200	2,600以上

	カルシウム (mg/日)							
性別	男性				女性			
年齢等	推定平均必要量	推奨量	目安量	耐容上限量	推定平均必要量	推奨量	目安量	耐容上限量
0～5（月）	−	−	200	−	−	−	200	−
6～11（月）	−	−	250	−	−	−	250	−
1～2（歳）	350	450	−	−	350	400	−	−
3～5（歳）	500	600	−	−	450	550	−	−
6～7（歳）	500	600	−	−	450	550	−	−
8～9（歳）	550	650	−	−	600	750	−	−
10～11（歳）	600	700	−	−	600	750	−	−
12～14（歳）	850	1,000	−	−	700	800	−	−
15～17（歳）	650	800	−	−	550	650	−	−
18～29（歳）	650	800	−	2,500	550	650	−	2,500
30～49（歳）	650	750	−	2,500	550	650	−	2,500
50～64（歳）	600	750	−	2,500	550	650	−	2,500
65～74（歳）	600	750	−	2,500	550	650	−	2,500
75以上（歳）	600	700	−	2,500	500	600	−	2,500
妊婦					＋0	＋0	−	−
授乳婦					＋0	＋0	−	−

Unit 1　計　画

性　別	男性				女性				男性		女性	
^ マグネシウム (mg/日) ^									リン (mg/日)			
年齢等	推定平均必要量	推奨量	目安量	耐容上限量*2	推定平均必要量	推奨量	目安量	耐容上限量*2	目安量	耐容上限量	目安量	耐容上限量
0～5（月）	−	−	20	−	−	−	20	−	120	−	120	−
6～11（月）	−	−	60	−	−	−	60	−	260	−	260	−
1～2（歳）	60	70	−	−	60	70	−	−	600	−	500	−
3～5（歳）	80	100	−	−	80	100	−	−	700	−	700	−
6～7（歳）	110	130	−	−	110	130	−	−	900	−	800	−
8～9（歳）	140	170	−	−	140	160	−	−	1,000	−	900	−
10～11（歳）	180	210	−	−	180	220	−	−	1,100	−	1,000	−
12～14（歳）	250	290	−	−	240	290	−	−	1,200	−	1,100	−
15～17（歳）	300	360	−	−	260	310	−	−	1,200	−	1,000	−
18～29（歳）	280	340	−	−	230	280	−	−	1,000	3,000	800	3,000
30～49（歳）	320	380	−	−	240	290	−	−	1,000	3,000	800	3,000
50～64（歳）	310	370	−	−	240	290	−	−	1,000	3,000	800	3,000
65～74（歳）	290	350	−	−	240	280	−	−	1,000	3,000	800	3,000
75以上（歳）	270	330	−	−	220	270	−	−	1,000	3,000	800	3,000
妊婦*1					+30	+40	−	−			800	−
授乳婦*1					+0	+0	−	−			800	−

＊1　マグネシウムは付加量。
＊2　通常の食品以外からの摂取量の耐容上限量は、成人の場合350 mg/日、小児では5 mg/kg体重/日とした。それ以外の通常の食品からの摂取の場合、耐容上限量は設定しない。

●微量ミネラルの食事摂取基準

性　別	男性				女性					
^ 鉄 (mg/日) ^										
					月経なし		月経あり			
年齢等	推定平均必要量	推奨量	目安量	耐容上限量	推定平均必要量	推奨量	推定平均必要量	推奨量	目安量	耐容上限量
0～5（月）	−	−	0.5	−	−	−	−	−	0.5	−
6～11（月）	3.5	4.5	−	−	3.0	4.5	−	−	−	−
1～2（歳）	3.0	4.0	−	−	3.0	4.0	−	−	−	−
3～5（歳）	3.5	5.0	−	−	3.5	5.0	−	−	−	−
6～7（歳）	4.5	6.0	−	−	4.5	6.0	−	−	−	−
8～9（歳）	5.5	7.5	−	−	6.0	8.0	−	−	−	−
10～11（歳）	6.5	9.5	−	−	6.5	9.0	8.5	12.5	−	−
12～14（歳）	7.5	9.0	−	−	6.5	8.0	9.0	12.5	−	−
15～17（歳）	7.5	9.0	−	−	5.5	6.5	7.5	11.0	−	−
18～29（歳）	5.5	7.0	−	−	5.0	6.0	7.0	10.0	−	−
30～49（歳）	6.0	7.5	−	−	5.0	6.0	7.5	10.5	−	−
50～64（歳）	6.0	7.5	−	−	5.0	6.0	7.5	10.5	−	−
65～74（歳）	5.5	7.5	−	−	5.0	6.0	−	−	−	−
75以上（歳）	5.5	6.5	−	−	4.5	5.5	−	−	−	−
妊婦(付加量)初期					+2.0	+2.5	−	−	−	−
中期・後期					+7.0	+8.5	−	−	−	−
授乳婦(付加量)					+1.5	+2.0	−	−	−	−

Work 1-1 給与栄養目標量の設定

	亜 鉛 (mg/日)							
性 別	男 性				女 性			
年齢等	推定平均必要量	推奨量	目安量	耐容上限量	推定平均必要量	推奨量	目安量	耐容上限量
0～5（月）	－	－	1.5	－	－	－	1.5	－
6～11（月）	－	－	2.0	－	－	－	2.0	－
1～2（歳）	2.5	3.5	－	－	2.0	3.0	－	－
3～5（歳）	3.0	4.0	－	－	2.5	3.5	－	－
6～7（歳）	3.5	5.0	－	－	3.0	4.5	－	－
8～9（歳）	4.0	5.5	－	－	4.0	5.5	－	－
10～11（歳）	5.5	8.0	－	－	5.5	7.5	－	－
12～14（歳）	7.0	8.5	－	－	6.5	8.5	－	－
15～17（歳）	8.5	10.0	－	－	6.0	8.0	－	－
18～29（歳）	7.5	9.0	－	40	6.0	7.5	－	35
30～49（歳）	8.0	9.5	－	45	6.5	8.0	－	35
50～64（歳）	8.0	9.5	－	45	6.5	8.0	－	35
65～74（歳）	7.5	9.0	－	45	6.5	7.5	－	35
75以上（歳）	7.5	9.0	－	40	6.0	7.0	－	35
妊婦（付加量）初期					＋0.0	＋0.0	－	－
中期・後期					＋2.0	＋2.0	－	－
授乳婦（付加量）					＋2.5	＋3.0	－	－

	銅 (mg/日)							
性 別	男 性				女 性			
年齢等	推定平均必要量	推奨量	目安量	耐容上限量	推定平均必要量	推奨量	目安量	耐容上限量
0～5（月）	－	－	0.3	－	－	－	0.3	－
6～11（月）	－	－	0.4	－	－	－	0.4	－
1～2（歳）	0.3	0.3	－	－	0.2	0.3	－	－
3～5（歳）	0.3	0.4	－	－	0.3	0.3	－	－
6～7（歳）	0.4	0.4	－	－	0.4	0.4	－	－
8～9（歳）	0.4	0.5	－	－	0.4	0.5	－	－
10～11（歳）	0.5	0.6	－	－	0.5	0.6	－	－
12～14（歳）	0.7	0.8	－	－	0.6	0.8	－	－
15～17（歳）	0.8	0.9	－	－	0.6	0.7	－	－
18～29（歳）	0.7	0.8	－	7	0.6	0.7	－	7
30～49（歳）	0.8	0.9	－	7	0.6	0.7	－	7
50～64（歳）	0.7	0.9	－	7	0.6	0.7	－	7
65～74（歳）	0.7	0.8	－	7	0.6	0.7	－	7
75以上（歳）	0.7	0.8	－	7	0.6	0.7	－	7
妊 婦（付加量）					＋0.1	＋0.1	－	－
授乳婦（付加量）					＋0.5	＋0.6	－	－

Unit 1 計　画

性別	マンガン (mg/日)				ヨウ素 (μg/日)							
	男性		女性		男性				女性			
年齢等	目安量	耐容上限量	目安量	耐容上限量	推定平均必要量	推奨量	目安量	耐容上限量	推定平均必要量	推奨量	目安量	耐容上限量
0～5（月）	0.01	－	0.01	－	－	－	100	250	－	－	100	250
6～11（月）	0.5	－	0.5	－	－	－	130	350	－	－	130	350
1～2（歳）	1.5	－	1.5	－	35	50	－	600	35	50	－	600
3～5（歳）	2.0	－	2.0	－	40	60	－	900	40	60	－	900
6～7（歳）	2.0	－	2.0	－	55	75	－	1,200	55	75	－	1,200
8～9（歳）	2.5	－	2.5	－	65	90	－	1,500	65	90	－	1,500
10～11（歳）	3.0	－	3.0	－	75	110	－	2,000	75	110	－	2,000
12～14（歳）	3.5	－	3.0	－	100	140	－	2,500	100	140	－	2,500
15～17（歳）	3.5	－	3.0	－	100	140	－	3,000	100	140	－	3,000
18～29（歳）	3.5	11	3.0	11	100	140	－	3,000	100	140	－	3,000
30～49（歳）	3.5	11	3.0	11	100	140	－	3,000	100	140	－	3,000
50～64（歳）	3.5	11	3.0	11	100	140	－	3,000	100	140	－	3,000
65～74（歳）	3.5	11	3.0	11	100	140	－	3,000	100	140	－	3,000
75以上（歳）	3.5	11	3.0	11	100	140	－	3,000	100	140	－	3,000
妊　婦[*1]			3.0	－					＋75	＋110	－	－[*2]
授乳婦[*1]			3.0	－					＋100	＋140	－	－[*2]

＊1　ヨウ素は付加量。
＊2　妊婦及び授乳婦の耐容上限量は、2,000 μg/日とした。

性別	セレン (μg/日)							
	男性				女性			
年齢等	推定平均必要量	推奨量	目安量	耐容上限量	推定平均必要量	推奨量	目安量	耐容上限量
0～5（月）	－	－	15	－	－	－	15	－
6～11（月）	－	－	15	－	－	－	15	－
1～2（歳）	10	10	－	100	10	10	－	100
3～5（歳）	10	15	－	100	10	10	－	100
6～7（歳）	15	15	－	150	15	15	－	150
8～9（歳）	15	20	－	200	15	20	－	200
10～11（歳）	20	25	－	250	20	25	－	250
12～14（歳）	25	30	－	350	25	30	－	300
15～17（歳）	30	35	－	400	20	25	－	350
18～29（歳）	25	30	－	400	20	25	－	350
30～49（歳）	25	35	－	450	20	25	－	350
50～64（歳）	25	30	－	450	20	25	－	350
65～74（歳）	25	30	－	450	20	25	－	350
75以上（歳）	25	30	－	400	20	25	－	350
妊　婦(付加量)					＋5	＋5	－	－
授乳婦(付加量)					＋15	＋20	－	－

Work 1−1　給与栄養目標量の設定

性別	クロム (μg/日) 男性		女性		モリブデン (μg/日) 男性				女性			
年齢等	目安量	耐容上限量	目安量	耐容上限量	推定平均必要量	推奨量	目安量	耐容上限量	推定平均必要量	推奨量	目安量	耐容上限量
0〜5（月）	0.8	−	0.8	−	−	−	2.5	−	−	−	2.5	−
6〜11（月）	1.0	−	1.0	−	−	−	3.0	−	−	−	3.0	−
1〜2（歳）	−	−	−	−	10	10	−	−	10	10	−	−
3〜5（歳）	−	−	−	−	10	10	−	−	10	10	−	−
6〜7（歳）	−	−	−	−	10	15	−	−	10	15	−	−
8〜9（歳）	−	−	−	−	15	20	−	−	15	20	−	−
10〜11（歳）	−	−	−	−	15	20	−	−	15	20	−	−
12〜14（歳）	−	−	−	−	20	25	−	−	20	25	−	−
15〜17（歳）	−	−	−	−	25	30	−	−	20	25	−	−
18〜29（歳）	10	500	10	500	20	30	−	600	20	25	−	500
30〜49（歳）	10	500	10	500	25	30	−	600	20	25	−	500
50〜64（歳）	10	500	10	500	25	30	−	600	20	25	−	500
65〜74（歳）	10	500	10	500	20	30	−	600	20	25	−	500
75以上（歳）	10	500	10	500	20	25	−	600	20	25	−	500
妊婦*			10	−					+0	+0	−	−
授乳婦*			10	−					+2.5	+3.5	−	−

＊　モリブデンは付加量。
出所）表1−1−6に同じ

ひとくちメモ

「総食塩」と「添加（付加）食塩」

　例えば、病院で食塩制限の食事基準を設定する際には、「総食塩」と「添加（付加）食塩」について知っておく必要がある。総食塩は、調味料や加工食品を一切使用しなくても、ほとんどの食品にはNaが含まれているため、1日の食事（食材）で食塩換算すると約1〜2gとなる。すなわち、付加食塩の0gはあっても、食塩制限0gはありえない。つまり、食塩0gとは、付加食塩0gのこととなる。

　なお、「添加（付加）食塩」とは、調味料や加工食品（練り製品、塩干物、ハム・ソーセージ、漬物、佃煮、パン等）による添加（付加）食塩の合計のことである。

食塩相当量（g）＝Na（mg）×2.54÷1000

Work 1-2　食品構成表の作成

> **実習の内容**
> ①構成比率表の例（図表1-2-7）を参考に、緑黄色野菜の食品群別使用量集計表を作成してみましょう。
> 　　【使用するシート】シート4　食品群別使用量集計表
> ②上記①で作成した「食品群別使用量集計表」をもとに、食品群別加重平均栄養成分表を作成してみましょう。
> 　　【使用するシート】シート5　食品群別加重平均栄養成分表
> ③食品構成表（1,800kcal、18食品群）を作成しましょう。
> 　　【使用するシート】シート6　食品構成表

図表1-2-1　食品群別使用量集計表の例（緑黄色野菜の例）【シート4】

令和　　年　　月　　日（　）　クラス：＿＿＿＿　班：＿＿＿　担当者：＿＿＿＿＿

食品群	食品名	重量(kg)	比率(%)	1％以下を四捨五入した比率（％）
緑黄色野菜	にんじん・根、皮つき―生	92	20.2	20
	チンゲンサイ・葉―生	87	19.1	19
	かぼちゃ（西洋）果実―生	72	15.8	16
	ほうれん草・葉―生（冬採り）	65	14.3	14
	ブロッコリー・花序―生	58	12.7	13
	さやいんげん・若ざや―ゆで	43	9.4	9
	青ピーマン・果実―生	39	8.6	9

図表1-2-2　食品群別加重平均栄養成分表の例【シート5】

令和　　年　　月　　日（　）　クラス：＿＿＿＿　班：＿＿＿　担当者：＿＿＿＿＿

食品群	食品名	比率(%)	重量(g)	エネルギー(kcal)	たんぱく質(アミノ酸組成によるたんぱく質)(g)	脂質(トリアシルグリセロール当量)(g)	カルシウム(mg)	鉄(mg)	ビタミンA(レチノール活性当量)(μg)	ビタミンB$_1$(mg)	ビタミンB$_2$(mg)	ビタミンC(mg)	食物繊維総量(g)	食塩相当量(g)
緑黄色野菜	にんじん・根、皮つき―生	20	20	7	0.1	0.0	6	0.0	144	0.01	0.01	1	0.6	0.0
	チンゲンサイ・葉―生	19	19	2	0.1	0.0	19	0.2	32	0.01	0.01	5	0.2	0.0
	かぼちゃ(西洋)果実―生	16	16	12	0.2	0.0	4	0.1	34	0.01	0.01	7	0.6	0.0
	ほうれん草・葉―生(冬採り)	14	14	3	0.2	0.0	7	0.3	49	0.02	0.03	8	0.4	0.0
	ブロッコリー・花序―生	13	13	5	0.5	0.0	7	0.2	10	0.02	0.03	18	0.7	0.0
	さやいんげん・若ざや―ゆで	9	9	2	0.1	0.0	5	0.0	4	0.01	0.01	1	0.2	0.0
	青ピーマン・果実―生	9	9	2	0.1	0.0	1	0.0	3	0.00	0.01	7	0.2	0.0
	合計	100	100	33	1.3	0.0	49	0.9	277	0.08	0.10	47	2.9	0.0

図表1-2-3　食品構成表（1,800kcal、18食品群）の作成例【シート6】

令和　　年　　月　　日（　）　クラス：＿＿＿＿　班：＿＿＿　担当者：＿＿＿＿＿

●作成条件
　①主食の摂取頻度は3日間（3食×3日＝9回）とし、米6回、パン類2回、めん類1回とした。
　②たんぱく質源（主菜）の摂取頻度は、肉類3回、魚介類3回、卵類3回、大豆製品2回とした。
　④穀類エネルギー比率50％E（炭水化物エネルギー比率65％E）
　③たんぱく質エネルギー比率15％E（動物性たんぱく質比率45％）、脂質エネルギー比率25％E

Work 1-2　食品構成表の作成

1日分

作成の手順	食品群	1人当たり重量(g)	エネルギー(kcal)	たんぱく質(アミノ酸組成によるたんぱく質)(g)	脂質(トリアシルグリセロール当量)(g)
穀類の使用量の決定　**ポイント**　一定期間の摂取頻度を考慮して決定する ※穀類エネルギー比率　50　%E 1,800 kcal×0.5＝900 kcal 1）パン類（3日で2回）：1回120 g（食パン6枚切2枚） 　120 g×2回／3日＝80 g 　254 kcal×80 g／100 g≒203 kcal 2）めん類（3日で1回）：1回150 g（うどん1玉） 　150 g×1回／3日＝50 g 　347 kcal×50 g／100 g≒174 kcal 3）米 　（900－203－174）kcal／342 kcal×100 g≒153 g	米 パン類 めん類 小　計（A）	160 80 50	547 203 174 924	8.5 6.0 6.0 20.5	1.3 3.2 0.8 5.3
動物性食品の使用量の決定　**ポイント**　各食品群の摂取量は健康日本21、食生活指針などを参考にして決定する ※たんぱく質エネルギー比率　15　%E 1,800 kcal×0.15＝270 kcal 270 kcal／4（Atwaterの係数）≒70 g 70 g×0.45≒32 g 1）肉類（3日で3回）：1回65 g　65 g×3回／3日＝65 g 2）魚介類（3日で3回）：1回65 g　65 g×3回／3日＝65 g 3）卵類（3日で3回）：1回40 g　40 g×3回／3日＝40 g 4）牛乳：1日200 g	肉類 魚介類 卵類 牛乳 小　計（B）	65 65 40 200	96 82 56 122 356	11.4 10.3 4.5 6.0 32.2	4.7 3.4 3.7 7.0 18.8
植物性食品の使用量の決定　**ポイント**　各食品群の摂取量は健康日本21、食生活指針などを参考にして決定する ※植物性食品で摂取するたんぱく質 68.9 g－20.5 g（穀類のたんぱく質）－32.2 g（動物性食品のたんぱく質）＝16.2 g 1）大豆製品（3日で2回）：1回120 g　120 g×2回／3日＝80 g 2）緑黄色野菜の摂取量の決定　　120 g 3）その他の野菜の摂取量の決定　230 g 4）きのこ類の摂取量の決定　　　5 g 5）藻類の摂取量の決定　　　　　5 g 6）みその摂取量の決定　　　　　15 g 7）いも類の摂取量の決定　　　　30 g 8）果実類の摂取量の決定　　　　100 g 9）その他の穀物で摂取するたんぱく質量の決定 　1）～8）のたんぱく質量 　（7.4＋1.2＋1.8＋0.1＋0.4＋1.6＋0.4＋0.4）＝13.3 g 　（16.2 g－13.3 g）／8.5 g×100 g＝34.1 g→34 g	大豆製品 緑黄色野菜 その他の野菜 きのこ類 藻類 みそ いも類 果実類 その他の穀物 小　計（C）	80 120 230 5 5 15 30 100 34	94 30 53 1 8 28 23 50 118 405	7.4 1.2 1.8 0.1 0.4 1.6 0.4 0.4 3.2 16.5	6.6 0.1 0.0 0.0 0.4 0.8 0.3 0.1 0.9 8.8
	小計（A＋B＋C）		1,685	69.2	32.9
砂糖・油脂類の使用量の決定　**ポイント**　一定期間の摂取頻度を考慮して決定する パン類（3日で2回）に、ジャム10 gを使用 1）砂糖の摂取量の決定 　ジャム10 g×2回／3日≒7 g　調味料として10 g　計17 g 　262 kcal×17 g／100 g≒45 kcal 2）油脂類の摂取量の決定 　1,800 kcal－（1,685 kcal＋45 kcal）＝70 kcal 　70 kcal／831 kcal×100 g≒8 g	砂糖及び甘味類 油脂類 小　計	18 8	66 69 111	0.0 0.0 0.0	7.3 7.4 7.3
総　合　計			1,796	75.2	40.2

【エネルギー産生栄養素バランス】
　P比（たんぱく質エネルギー比率）：15.4%E　　F比（脂質エネルギー比率）：20.1%E　　C比（炭水化物エネルギー比率）：64.5%E

Unit 1　計　画

ポイント解説

1　食品構成表の作成の流れ

(1)　食品構成とは

　「食品構成」とは、給与栄養目標量（1人1日または1食当たり）を、栄養のバランスと利用者に満足を与える食事に配慮して、栄養素の類似する食品群ごとの使用量に置き換えて示したものである。また、この食品構成を一覧表にまとめたものを「食品構成表」という。

(2)　食品構成表の作成手順

①食品群別使用量を集計し、各食品の構成比率を算出する（図表1－2－1）。
②食品群別加重平均栄養成分表を作成する（図表1－2－2）。
③食品構成表を作成する（図表1－2－3）。

2　食品群別加重平均栄養成分表の作成

(1)　食品群別加重平均栄養成分表とは

　食品構成表を作成するためには、食品群別の平均的な栄養成分値を算定する必要がある。食品群別加重平均栄養成分値とは、個々の食品の栄養素量ではなく、食品を分類した食品群ごとの栄養成分の平均値（加重平均した栄養成分値）である。食品群別加重平均栄養成分値から作成した栄養成分表を「食品群別加重平均栄養成分表」（図表1－2－6）という。

(2)　食品群別使用量の集計方法

①一定期間（1年、半年、各季節など）に使用した食品の総重量（kg）を算出する。
②廃棄率により、食品群ごとに可食部重量（kg）を求める。
③食品群ごとの可食部重量の合計（kg）を算出する（図表1－2－4）。
④食品群ごとに各食品の可食部重量の合計を100％として食品ごとに比率（構成比率）を算出する。

図表1-2-4　食品群別使用量集計表

食品群	食品名	重量(kg)	比率(%)	1％未満を四捨五入した比率(%)
魚介類（生）	ま　あ　じ	11.1	50.7	51
	ま　さ　ば	7.1	32.4	32
	けんさきいか	3.7	16.9	17
	計	21.9	100.0	100

〜〜〜〜〜〜〜〜〜〜〜〜〜〜〜〜〜〜〜〜〜〜〜〜〜〜〜〜〜〜

食品群	食品名	重量(kg)	比率(%)	1％未満を四捨五入した比率(%)
卵類	鶏　　　卵	13.6	100.0	100
	うずら卵	0.01	0.0	－
	計			100
乳類	牛　　　乳			

注）うずら卵は使用量が少なく0.01％となるため、比率は0％とする。
出所）大阪府ほか監修『病院及び介護保険施設における栄養管理指針ガイドブック』大阪府栄養士会　2022年　52頁を一部改変

(3) 食品群別加重平均栄養成分値の算出方法

①食品ごとの構成比率を重量として読み替えて（％をｇに置き換えて）、食品群100ｇを構成する各食品の使用重量（可食部重量）とし、日本食品標準成分表を用いて各食品の栄養価を算出する。

②食品群ごとに各食品の栄養成分の合計を算出すれば、求めようとしている食品の重量当たりの加重平均栄養成分値（100ｇ当たり）が得られる（図表1-2-5）。

図表1-2-5　食品群別加重平均栄養成分値算出表

食品群100ｇ当たり

食品群	食品名	比率(%)	エネルギー(kcal)	たんぱく質(アミノ酸組成によるたんぱく質)(g)	脂質(トリアシルグリセロール当量)(g)	カルシウム(mg)	鉄(mg)	ビタミンA(レチノール活性当量)(μg)	ビタミンB_1(mg)	ビタミンB_2(mg)	ビタミンC(mg)	食物繊維総量(g)	食塩相当量(g)
魚介類（生）	ま　あ　じ	51	57	8.6	1.8	34	0.3	4	0.07	0.07	0	0.0	0.2
	ま　さ　ば	32	68	5.7	4.1	2	0.4	12	0.07	0.10	0	0.0	0.1
	けんさきいか	17	13	2.2	0.1	2	0.0	1	0.00	0.00	0	0.0	0.1
	合　計	100	138	16.5	6.0	38	0.7	17	0.14	0.17	0	0.0	0.4

出所）図表1-2-4に同じ

図表1－2－6　食品群別加重平均栄養成分表（病床数300床程度の病院）の例

100 g 当たり

食品群		エネルギー (kcal)	たんぱく質 (アミノ酸組成による たんぱく質) (g)	脂質 (トリアシルグリ セロール当量) (g)	カルシウム (mg)	鉄 (mg)	ビタミンA (レチノール 活性当量) (μg)	ビタミンB$_1$ (mg)	ビタミンB$_2$ (mg)	ビタミンC (mg)	食物繊維総量 (g)	食塩相当量 (g)
穀類	米	342	5.3	0.8	5	0.8	0	0.08	0.02	0	0.5	0.0
	パン類	254	7.5	4.0	24	0.5	0	0.07	0.05	0	4.0	1.2
	めん類	347	12.0	1.5	18	1.4	1	0.19	0.06	0	5.4	0.0
	その他の穀物	348	9.3	2.6	19	0.9	2	0.15	0.05	0	4.7	0.5
いも類	いも	77	1.4	0.9	7	0.5	0	0.09	0.03	26	7.9	0.0
	いも類加工品	96	0.0	0.0	37	0.4	0	0.00	0.00	6	1.7	0.0
砂糖及び甘味類		262	0.2	0.1	10	0.1	1	0.01	0.01	0	0.9	0.0
豆類	大豆製品	117	9.3	8.2	165	2.0	0	0.08	0.03	0	1.1	0.2
	大豆・その他の豆類	206	7.9	3.2	49	1.9	0	0.07	0.03	3	6.4	0.0
種実類		541	17.4	43.6	794	7.9	4	0.63	0.19	3	11.4	0.0
野菜類	緑黄色野菜	25	1.0	0.1	55	1.0	312	0.07	0.09	28	2.7	0.0
	その他の野菜	23	0.8	0.0	26	0.3	6	0.04	0.03	15	1.8	0.0
	野菜漬物	40	0.4	0.1	38	1.5	28	0.02	0.03	2	3.0	7.8
果実類	果実	50	0.4	0.1	9	0.2	15	0.04	0.02	22	1.1	0.0
	果実加工品	75	0.2	0.1	6	0.3	7	0.04	0.02	6	0.8	0.0
きのこ類		26	1.8	0.1	3	0.8	0	0.13	0.21	0	4.0	0.3
藻類		153	7.1	0.9	218	2.5	118	0.08	0.19	7	11.1	7.5
魚介類	魚介類（生）	126	15.8	5.2	36	0.6	20	0.10	0.16	1	0.0	0.3
	干物・塩蔵・缶詰	164	11.6	3.8	164	1.7	74	0.20	0.20	2	0.0	1.3
	練製品	102	10.0	0.6	35	0.3	6	0.01	0.03	19	0.0	2.3
肉類	肉類（生）	147	17.5	7.3	5	1.4	16	0.39	0.19	2	0.0	0.1
	肉類加工品	181	13.1	10.6	10	1.4	14	0.35	0.16	31	0.0	2.3
卵類		141	11.3	9.3	46	1.5	213	0.06	0.37	0	0.0	0.4
乳類	牛乳	61	3.0	3.5	110	0.0	38	0.04	0.15	1	0.0	0.1
	乳製品	441	40.5	27.5	1280	0.4	240	0.05	0.67	0	0.0	3.8
油脂類	植物性	831	0.1	90.8	5	0.0	9	0.00	0.01	0	0.0	0.5
	動物性	885	0.0	97.0	0	0.0	0	0.00	0.00	0	0.0	0.0
調味料類	食塩	0	0.0	0.0	22	0.0	0	0.00	0.00	0	0.0	99.5
	しょうゆ	75	5.7	0.0	27	1.5	0	0.05	0.15	0	0.0	15.0
	みそ	185	10.8	5.4	101	4.0	0	0.03	0.10	0	4.9	11.6
	その他の調味料	128	0.4	1.7	10	0.3	7	0.02	0.01	1	0.4	1.5

出所）図表1－2－4に同じ　24頁

図表1−2−7 構成比率表（病床数300床程度　中規模病院）

食品群		食品名・商品名	重量(%)
穀類	米	精白米	100
	パン類	食パン	86
		ロールパン	7
		コッペパン	7
	めん類	マカロニ・スパゲッティ 乾	100
	その他の穀物	小麦粉　1等	48
		パン粉 乾燥	33
		とうもろこし	14
		ビーフン	4
		焼きふ・観世麸	1
いも類	いも	じゃがいも	74
		さといも	10
		フライドポテト	8
		じねんじょ	5
		さつまいも	3
	いも加工品	板こんにゃく	73
		かたくり粉	18
		普通はるさめ 乾	9
砂糖及び甘味類		いちご ジャム	52
		オレンジ マーマレード	35
		砂糖	13
豆類	大豆製品	木綿豆腐	30
		生揚げ	25
		焼き豆腐	24
		絹ごし豆腐	9
		油揚げ 生	5
		がんもどき	4
		おから 生	2
		凍り豆腐 乾	1
	大豆・その他の豆類	いんげんまめ うずら豆	38
		だいず	31
		いんげんまめ 豆きんとん	31
種実類		ごま いり	65
		ごま むき	22
		ぎんなん ゆで	13
野菜類	緑黄色野菜	にんじん	26
		ほうれんそう	15
		トマト	12
		こまつな	11
		青ピーマン	7
		西洋かぼちゃ	6
		葉ねぎ	5
		さやいんげん 若ざや	5
		さやえんどう 若ざや	4
		チンゲンサイ	4
		ししとう	2
		サニーレタス	1
		かいわれだいこん	1
		わけぎ	1
	その他の野菜	たまねぎ	25
		キャベツ	18
		だいこん	17
		きゅうり	10
		はくさい	8
		りょくとうもやし	6
		レタス	4
		ごぼう	2
		グリンピース 冷凍	2
		なす	2
		しょうが	1
		たけのこ 水煮缶詰	1
		セロリ	1
		干しぜんまい ゆで	1
		アスパラガス 水煮缶詰	1
		カリフラワー ゆで	1
	野菜漬物	なす しば漬	16
		なす こうじ漬	16
		梅漬	16
		しょうが 酢漬	13
		梅干し 塩漬	9
		だいこん 福神漬	9
		たかな漬	9
		きゅうり しょうゆ漬	8
		梅びしお	4
果実類	果実	すいか	15
		りんご	14
		ひゅうがなつ 砂じょう	13
		バナナ	13
		グレープフルーツ 白肉種 砂じょう	13
		メロン 温室メロン	8
		キウイフルーツ	7
		にほんすもも	7
		びわ	3
		レモン	2
		ぶどう	2
		メロン 露地メロン	2
		オレンジ ネーブル 砂じょう	1

食品群		食品名・商品名	重量(%)
果実類	果実加工品	パインアップル缶詰	35
		白もも缶詰	23
		うんしゅうみかん缶詰	20
		西洋なし缶詰	20
		さくらんぼ缶詰	2
きのこ類		マッシュルーム 水煮缶詰	33
		生しいたけ	33
		えのきたけ	33
		なめこ 水煮缶詰	1
藻類		昆布つくだ煮	65
		海苔つくだ煮	17
		ほしひじき	5
		カットわかめ	4
		てんぐさ 寒天	3
		味付けのり	2
		乾燥わかめ	2
		焼きのり	1
		まこんぶ 素干し	1
魚介類	魚介類（生）	しばえび	10
		メルルーサ	9
		さわら	9
		まさば	9
		かんぱち	5
		すけとうだら	5
		いとよりだい	5
		いさき	5
		しろさけ	5
		するめいか	5
		きす	5
		むつ	5
		あゆ	5
		からふとます	4
		まいわし	4
		まながつお	4
		たちうお	4
		ずわいがに ゆで	1
		まだら	1
	干物・塩蔵・缶詰	子持ちがれい 水煮	51
		まぐろ水煮缶詰 フレーク ホワイト	13
		まぐろ味付け缶詰 フレーク	13
		わかさぎ つくだ煮	13
		かつお 削り節	6
		しらす干し 微乾燥品	4
	練製品	焼き竹輪	53
		蒸しかまぼこ	24
		はんぺん	15
		さつま揚げ	8
肉類	肉類（生）	うし もも 赤肉	33
		ぶた もも 赤肉	33
		若鶏 もも 皮つき	26
		若鶏 手羽 皮つき	7
		鶏ミンチ	1
	肉加工品	プレスハム	33
		焼き鳥缶詰	22
		混合ソーセージ	14
		フランクフルトソーセージ	13
		ベーコン	11
		ボンレスハム	7
卵類		鶏卵 全卵	97
		うずら卵 水煮缶詰	2
		鶏卵 卵白	1
乳類	牛乳	普通牛乳	100
	乳製品	パルメザンチーズ	97
		プロセスチーズ	3
油脂類	植物性	調合油	62
		ソフトタイプマーガリン 業務用	38
	動物性	ラード	100
調味料類	食塩	食塩	100
	しょうゆ	こいくちしょうゆ	65
		うすくちしょうゆ	34
		たまりしょうゆ	1
	みそ	米みそ 淡色辛みそ	74
		米みそ 甘みそ	14
		米みそ 赤色辛みそ	12
	その他の調味料	酢	29
		みりん 本みりん	23
		合成清酒	19
		トマトケチャップ	16
		ウスターソース	5
		フレンチドレッシング	3
		カレールウ	2
		和風ドレッシングタイプ調味料	2
		からし 練りマスタード	1

出所）図表1−2−4に同じ　28、29頁

Unit 1　計　画

3　食品構成表の作成

①施設における給与栄養目標量を満たすために、設定した給与栄養目標量の総エネルギー量をどのような比率で3大栄養素を構成するかについて、エネルギー産生栄養素バランス（飽和脂肪酸、アルコールを含む）をもとに決定する（22頁参照）。

②穀類エネルギー比率より、穀類から摂取するエネルギー量を算出し、穀類の使用量を決定する（穀類エネルギー比率の目安：45～55％E）。

③動物性たんぱく質比率より、動物性食品からのたんぱく質量を算出し、動物性食品の使用量を決定する（動物性たんぱく質比率の目安：45～50％）。脂質の構成成分である飽和脂肪酸など脂質の質に配慮して、動物性食品群（魚介類、肉類、卵類、牛乳）の構成を決定する。

④給与栄養目標量のたんぱく質より動物性たんぱく質量を差し引いて、植物性たんぱく質量を算出する。植物性たんぱく質量から②で決定した食品群のたんぱく質量を差し引き、穀類以外の植物性たんぱく質として大豆製品のたんぱく質量を算出し、大豆製品の使用量を決める。

⑤ビタミン、ミネラル、食物繊維の給与栄養目標量を満たすように、緑黄色野菜類（目安：120g）、その他の野菜類（目安：230g）、きのこ類、藻類、いも類、果実類、種実類の使用量を、健康日本21、食事バランスガイド、食生活指針などを参考にして決定する。

⑥脂質の給与栄養目標量を満たすように、①～⑤で決定した食品群の脂質量を差し引いて、油脂類の脂質量を算出し、油脂類の使用量を決定する。

⑦給与エネルギー目標量から①～⑥で決定した食品群のエネルギー量を差し引き、砂糖類、調味料類のエネルギー量とし、その使用量を決定する。

　学内実習では、昼食1回の供食が一般的であるため、給与栄養目標量を満たす昼食1回分の食品構成表が必要となる。1食での給与栄養目標量の例は、図表1-2-8のとおりである。1回分の食品構成表を作成するには、1日分の食品構成表を作成して1食分を検討する方法、一定期間（実習回数）での食品使用頻度を考慮して食品構成表を作成する方法などがある。

図表1-2-8　学内実習（1食）での給与栄養目標量の例

給与栄養目標量	エネルギー量	800 kcal
	たんぱく質量	25 g
	脂質量	23 g
参考	穀類エネルギー比率	45～55％E
	動物性たんぱく質比率	45～50％

図表1−2−9 食品構成表（常食）の例

食品群		重量(g)	エネルギー(kcal)	たんぱく質(アミノ酸組成によるたんぱく質)(g)	脂質(トリアシルグリセロール当量)(g)	カルシウム(mg)	鉄(mg)	ビタミンA(レチノール活性当量)(μg)	ビタミンB₁(mg)	ビタミンB₂(mg)	ビタミンC(mg)	食物繊維総量(g)	食塩相当量(g)
穀類	米	180	616	9.5	1.4	9	1.4	0	0.14	0.04	0	0.9	0.0
	パン類	100	203	6.0	3.2	19	0.4	0	0.06	0.04	0	3.2	1.0
	めん類	50	174	6.0	0.8	9	0.7	1	0.10	0.03	0	2.7	0.0
	その他の穀物	25	87	2.3	0.7	5	0.2	1	0.04	0.01	0	1.2	0.1
いも類	いも	60	46	0.8	0.5	4	0.3	0	0.05	0.02	16	4.7	0.0
	いも類加工品	5	5	0.0	0.0	2	0.0	0	0.00	0.00	0	0.1	0.0
砂糖及び甘味類		15	39	0.0	0.0	2	0.0	0	0.00	0.00	1	0.1	0.0
豆類	大豆製品	80	94	7.4	6.6	132	1.6	0	0.06	0.02	0	0.9	0.0
	大豆・その他の豆類	5	10	0.4	0.2	2	0.1	0	0.00	0.00	0	0.3	0.0
種実類		1	5	0.2	0.4	8	0.1	0	0.01	0.00	0	0.1	0.0
野菜類	緑黄色野菜	130	33	1.3	0.1	72	1.3	406	0.09	0.12	36	3.5	0.0
	その他の野菜	220	51	1.8	0.0	57	0.7	13	0.09	0.07	33	4.0	0.0
	野菜漬物	5	2	0.0	0.0	2	0.1	1	0.00	0.00	0	0.2	0.4
果実類	果実	150	75	0.6	0.2	14	0.3	23	0.06	0.03	33	1.7	0.0
	果実加工品	10	8	0.0	0.0	1	0.0	1	0.00	0.00	1	0.1	0.0
きのこ類		10	3	0.2	0.0	0	0.1	0	0.01	0.02	0	0.4	0.0
藻類		5	8	0.4	0.0	11	0.1	6	0.00	0.01	0	0.6	0.4
魚介類	魚介類（生）	65	82	10.3	3.4	23	0.4	13	0.07	0.10	1	0.0	0.2
	干物・塩蔵・缶詰	5	8	0.6	0.2	8	0.1	4	0.01	0.01	0	0.0	0.1
	練製品	5	5	0.5	0.0	2	0.0	0	0.00	0.00	1	0.0	0.1
肉類	肉類（生）	65	96	11.4	4.7	3	0.9	10	0.25	0.12	1	0.0	0.1
	肉加工品	5	9	0.7	0.5	1	0.1	1	0.02	0.01	2	0.0	0.2
卵類		40	56	4.5	3.7	18	0.6	85	0.02	0.15	0	0.0	0.2
乳類	牛乳	200	122	6.0	7.0	220	0.0	76	0.08	0.30	2	0.0	0.2
	乳製品	10	44	4.1	2.8	128	0.0	24	0.01	0.07	0	0.0	0.4
油脂類	植物性	10	83	0.0	9.1	1	0.0	1	0.00	0.00	0	0.0	0.1
	動物性	1	9	0.0	1.0	0	0.0	0	0.00	0.00	0	0.0	0.0
調味料類	食塩	0.5	0	0.0	0.0	0	0.0	0	0.00	0.00	0	0.0	0.5
	しょうゆ	15	11	0.9	0.0	4	0.2	0	0.01	0.02	0	0.0	2.3
	みそ	5	9	0.5	0.3	5	0.2	0	0.00	0.01	0	0.2	0.6
	その他の調味料	10	13	0.0	0.2	1	0.0	1	0.00	0.00	0	0.0	0.2
合計			2006	76.4	47.0	763	9.9	667	1.20	1.20	127	24.9	7.0
給与目標			2000	75.0	50.0	700	8.0	700	1.20	1.20	100	18.0	7.0

出所）図表1−2−4に同じ　42頁を一部改変

Work 1-3 献立計画の立案

実習の内容

① 図表1-3-1の例を参考にして、実習9回分の献立計画（昼食）を立ててみましょう。

【使用するシート】 シート7 学内実習期間内献立計画表

② 1,600kcalの予定献立を立ててみましょう。

【使用するシート】 シート8 予定（実施）献立表

図表1-3-1　学内実習期間内献立計画表の例【シート7】

令和　　年　　月　　日（　）　クラス：＿＿＿＿＿　班：＿＿＿＿＿　担当者：＿＿＿＿＿

日にち	① 月　日（　）			② 月　日（　）			③ 月　日（　）		
主菜の内容	食材	調理法	献立形式	食材	調理法	献立形式	食材	調理法	献立形式
	肉	煮	洋	魚	焼	和	豆	炒	中
主食	カレーライス			ごはん			ごはん		
主菜	〃			鰆の塩焼き			麻婆豆腐		
副菜1	〃			きんぴらごぼう			〃		
副菜2	ハムサラダ			酢の物			春雨サラダ		
汁	－			きのこのすまし汁			卵スープ		
デザート	フルーツポンチ			かき			大学芋		
日にち	④ 月　日（　）			⑤ 月　日（　）			⑥ 月　日（　）		
主菜の内容	食材	調理法	献立形式	食材	調理法	献立形式	食材	調理法	献立形式
	卵	炒	和	魚	焼	和	肉	揚	中
主食	三色丼			栗ごはん			ごはん		
主菜	〃			さんまの塩焼き			から揚げ		
副菜1	〃			大根おろし			付け合せ		
副菜2	青菜のおひたし			筑前煮			中華風和え物		
汁	けんちん汁			豚汁			わかめスープ		
デザート	リンゴゼリー			みかん			杏仁豆腐		
日にち	⑦ 月　日（　）			⑧ 月　日（　）			⑨ 月　日（　）		
主菜の内容	食材	調理法	献立形式	食材	調理法	献立形式	食材	調理法	献立形式
	肉	焼	洋	魚	蒸	和	肉	煮	和
主食	ごはん			炊き込みごはん			豆ごはん		
主菜	ハンバーグ			さけのホイル蒸し			肉じゃが		
副菜1	付け合せ			〃			〃		
副菜2	野菜サラダ			ほうれん草の和え物			たこの酢の物		
汁	コンソメスープ			かきたま汁			豆腐のみそ汁		
デザート	キウイのヨーグルト添え			白玉だんご			なし		

注）主菜の内容の表記については、以下のとおりである。
　食　材：肉類＝「肉」、魚類＝「魚」、卵類＝「卵」、大豆製品＝「豆」
　調 理 法：煮物＝「煮」、焼物＝「焼」、炒め物＝「炒」、揚げ物＝「揚」、蒸し物＝「蒸」
　献立形式：和風＝「和」、洋風＝「洋」、中華風＝「中」

ポイント解説

1 献立とは

「献立」とは、利用者の給与栄養目標量、食品構成に基づいた1回に提供する食事ごとの料理と、その組み合わせのことであり、利用者には事前に一定期間の献立を一覧にして「献立表」(メニュー)として示す。献立は、利用者の栄養管理計画を具体的な食事の形に表した給食業務の重要な計画表であり、調理作業の手順を示した「作業指示書」(レシピ)である。

2 料理の組み合わせ方の基本

- 料理の組み合わせは、「一汁三菜」(主菜1、副菜2、汁)を基本とし、主食、デザートを加えて構成する。
- 料理の組み合わせは、食事の内容や使用する食器などによって異なるので、献立は、図表1-3-2のとおり、基本型を応用しながら構成していく。

図表1-3-2 献立の基本構成

献立形態	主食	主菜	副菜	副々菜	汁物	デザート	配膳図
基本型	ご飯	焼き魚	野菜の煮物	お浸し	味噌汁	果物	果物／野菜の煮物／焼き魚／お浸し／ご飯／味噌汁
応用型1	ご飯	肉じゃが		酢の物	すまし汁	ゼリー	ゼリー／肉じゃが／酢の物／ご飯／すまし汁
応用型2	親子丼		和え物	漬物	味噌汁	果物	果物／和え物／漬物／親子丼／味噌汁
応用型3	カレーライス		野菜サラダ	コンソメスープ	牛乳寒天		牛乳寒天／野菜サラダ／カレーライス／コンソメスープ

出所)君羅満・岩井達・松崎政三編『給食経営管理論 第2版』建帛社 2007年 75頁を一部改変

3 献立計画の立案

給食施設の現場では、食事管理計画に基づいて一定期間を単位として献立計画表を作成することにより、食材、調理法、献立形式などに偏りがないように配慮し、同一期間内の献立に変化をもたせている。学内実習においても、まず、献立計画表（昼食）を作成し、献立の重複をさける。

4 予定献立表の作成

(1) 学内実習での確認事項

食数、食材料費、利用者などを食事管理計画（図表0-1-3）で確認しておき、Work1-2の食品構成表、先ほど作成した献立計画表に基づいて予定献立表を作成する。

(2) 献立作成の条件

管理栄養士・栄養士は、利用者の給与栄養目標量を満たし、調理作業能力、施設・設備の性能、原価などの調理する側の条件を考慮するとともに、顧客満足度を高められる献立を立案しなければならない。献立作成にあたっては、以下の点及び図表1-3-3に留意する。

- 給与栄養目標量、エネルギー産生栄養素バランス等を満たす（提供幅の検討）。
- 食品構成を考慮する（食品のバランスの検討）。
- 不足しやすい食品を確保する〔健康日本21（第三次）より野菜摂取目標量350 g/日、食事バランスガイド2 SV（1 SV＝主材料の果物の重量約100 g）より果物摂取量200 g/日〕。

図表1-3-3　献立作成のポイント

ポイント	配慮する内容
給与栄養目標量	各年齢に応じたエネルギー産生栄養素バランスを考慮する。 エネルギー目標量は日差±10%程度を目安に、1週間から10日単位の平均値で給与栄養目標量を満たすように計画する。
料理の組み合わせ	朝・昼・夕の料理の組み合わせに調和と変化を図り、できるだけ均等にする。 食材の選択、調理法、料理の分量・味・香り・色彩・温度などを考慮する。
1食分の目安	多くなく少なくなく、1食分は基準量の1/3を目安に、ボリューム感（重さ・嵩）を調整する。
旬の素材	旬の素材を利用した献立にする。 流通状況などを把握し、経済状態を考慮して、決められた予算内で対応する。
調理条件	調理設備・スタッフの作業能力、作業する時間など、調理条件を十分に考慮する。
バランスとおいしさ	主食（エネルギー源）、主菜（たんぱく質源）、副菜（ミネラル・ビタミン源）、汁物、デザートをバランスよく、適温状態でおいしく喫食できるように配慮する。

注）1食分の目安は、朝：昼：夕＝2：3：3が一般的である。
出所）熊代千鶴恵・田中俊治・藤原政嘉編『実践臨床栄養学・実習』建帛社　2007年　43頁を一部改変

- 利用者の嗜好を考慮する。
- 予算を考慮する。
- 安全・衛生面を考慮する。
- 食数や供食回数、食環境に配慮する。
- 調理作業能力や作業時間を考える。
- 季節感を取り入れる。
- 行事食を入れる。
- 使用食品や調理法（調理機器・器具）の重複、頻度を考慮する。
- 色彩、味つけ、切り方（形状）のバランスを考える。

(3) 献立作成の手順

①穀類を決める。（穀類エネルギー比率50％E程度）
②その他の炭水化物を決める。（その他の炭水化物エネルギー比率10％E程度）
③動物性食品を決める。（脂質エネルギー比率20〜30％E）
④植物性食品を決める。（たんぱく質エネルギー比率15％E程度）
⑤油脂の量を決める。植物性油脂の基準値から判定した植物性食品の脂質をすべて差し引いた残りを油脂の量とする。（植物性脂質50％）

(4) 栄養価計算

　献立作成（栄養価計算）ソフトを使用する場合には、常に栄養価の確認が可能であるが、手計算する場合は、シート33の献立の栄養価計算表を利用して、必要な栄養素について栄養価計算を行う。

(5) 予定献立表の記入方法

①食品は、主材料から料理の区別がわかるように記入する。
　（例：＜記載順＞主食、主菜、副菜、汁、デザート）
②魚介類、獣鳥肉類などは、種類や部位を記入する。
　（例：牛肉⇒牛肉・もも・脂身つき）
③同一食品を複数使用する場合でも、調理段階別に記入する。
④だし汁に使用する昆布、かつお節、煮干なども調理別に記入する。
⑤調味料は、少々ではなく重量または％で記入する。
⑥栄養価計算の値は、日本食品標準成分表の単位にそろえる。

　以上の献立に、だし汁、調味料（塩）などを計算し、1食のバランスをとることが大切である。1食での調整が困難な場合には、1日3食で調整すると比較的容易である。また、1週間〜10日間、あるいは数か月（1〜3か月）のサイクルで予定献立表をつくっておくと便利である。

Unit 1　計　画

図表1-3-4　献立作成（1日）の例
(1) 朝食の例

手　順	食品名
①穀類を決める	食パン100g
②その他炭水化物を決める	いも類（じゃがいも）15g いちごジャム（低糖）10g 果実類（バナナ）50g
③動物性食品を決める	肉類（ハム）15g 乳類（低脂肪牛乳）200g
④植物性食品を決める	緑黄色野菜（にんじん）10g その他の野菜100g （キャベツ40g、きゅうり20g、セロリ15g、たまねぎ25g）
【献立】トースト（ジャム付き）、野菜サラダ（マヨネーズ添え）、コンソメスープ、フルーツ（バナナ）、牛乳	

(2) 昼食の例

手　順	食品名
①穀類を決める	米95g
②その他炭水化物を決める	いも類57.5g（じゃがいもでん粉7.5g、じゃがいも50g） 果実類（なし）50g
③動物性食品を決める	獣鳥肉類（若鶏・もも）75g 卵20g
④植物性食品を決める	緑黄色野菜35g（トマト30g、パセリ1g、ピーマン10g） その他の野菜35g（しょうが1g、キャベツ40g、レタス20g、たまねぎ10g、はつか大根1g） 野菜漬物（べったら漬）20g
⑤油脂の量を決める	油7.5g ドレッシング10g
【献立】ごはん、から揚げ、サラダ、漬物、フルーツ（なし）	

(3) 夕食の例

手　順	食品名
①穀類を決める	米95g
②その他炭水化物を決める	砂糖3g 果実類100g（かき100g、ゆず少々）
③動物性食品を決める	魚介類110g（鰆100g、ほたてがい10g） 獣鳥肉類（和牛・もも）10g
④植物性食品を決める	緑黄色野菜（みつば）5g その他の野菜121g（大根30g、ごぼう40g、きゅうり50g、しょうが1g） 藻類（わかめ）2g きのこ類50g（えのきたけ20g、生しいたけ10g、しめじ20g） 種実類21g（ぎんなん20g、ごま1g） みそ10g
【献立】ごはん、鰆の塩焼き、きんぴら、酢の物、きのこのすまし汁、フルーツ（かき）	

図表１－３－５　予定献立表の例

１日３食

食別	献立名	食品名	可食部重量（g）
朝食	トースト	食パン	100
		いちご・ジャム・低糖度	10
	野菜サラダ	豚・ハム・プレス	15
		キャベツ	40
		きゅうり	20
		セロリ・葉柄	15
		たまねぎ・りん茎	10
		マヨネーズ・卵黄型	5
	コンソメスープ	たまねぎ・りん茎	15
		にんじん・根	10
		じゃがいも	15
		洋風だし（固形コンソメ＋水）	200
		食塩	1
		こしょう・白、粉	少々
	フルーツ	バナナ―生	50
	飲物	加工乳・低脂肪	200
昼食	ごはん	米・精白米（水稲）	95
	から揚げ	若鶏・もも、皮つき	75
		こいくちしょうゆ	2.5
		しょうが・根茎	1
		じゃがいもでん粉	7.5
		調合油	7.5
		キャベツ	40
		トマト	30
		パセリ・葉	1
	サラダ	鶏卵・全卵	20
		レタス・サニーレタス・葉	20
		たまねぎ・りん茎―生	10
		青ピーマン―生	10
		はつか大根・根	1
		じゃがいも	50
		サウザンアイランドドレッシング	10
	漬物	大根・べったら漬	20
	フルーツ	なし・日本なし―生	50

（記入方法②参照、記入方法①参照）

食別	献立名	食品名	可食部重量（g）
夕食	ごはん	米・精白米（水稲）	95
	塩焼き	鰆―生（切り身）	100
		並塩	0.3
		ぎんなん―ゆで	20
		大根・根	30
		こいくちしょうゆ	5
		添え：バラン・串	
	きんぴら	ごぼう・根	40
		和牛・もも・脂身つき	10
		ごま―いり	1
		こいくちしょうゆ	4
		車糖・上白糖	2
		みりん・本みりん	1
		調合油	2
	酢の物	ほたてがい・貝柱	10
		きゅうり	50
		乾燥わかめ―素干し	2
		穀物酢	6
		こいくちしょうゆ	2
		車糖・上白糖	1
		食塩	0.1
		しょうが・根茎	1
	きのこのすまし汁	えのきたけ	20
		生しいたけ	10
		しめじ・ぶなしめじ	20
		糸みつば・葉	5
		かつお・昆布	150
		食塩	1
		うすくちしょうゆ	1.2
		ゆず・果皮	少々
	フルーツ	かき・甘がき	100

（記入方法⑤参照、記入方法④参照）

注）記入方法については本書43頁の(5)を参照。

栄養管理

栄養量	エネルギー	2,017 kcal	
	たんぱく質	82.4 g	
	脂質	52.0 g	
	炭水化物	302.6 g	
	食塩	9.6 g	
エネルギー産生栄養素バランス等の比率	穀類エネルギー比率	46.6%E	〔50%E〕
	その他の炭水化物エネルギー比率	13.8%E	〔10%E〕
	たんぱく質エネルギー比率	16.3%E	〔13～20%E〕
	脂質エネルギー比率	23.2%E	〔20～30%E〕
	炭水化物エネルギー比率	60.0%E	〔50～65%E〕

注１）エネルギー：朝食521 kcal、昼食751 kcal、夕食745 kcal
　２）〔　〕内は目安。
　３）18歳以上の場合、飽和脂肪酸エネルギー比率は7%E以下。

Unit 1　計　画

参考資料

図表1－3－6　調味料の割合

種類		調味料の割合	備考
合わせ酢	二杯酢	しょうゆ：酢：だし＝1：2：1	二杯酢、三杯酢、甘酢の目安は、食材（重量）の10〜15％で和える
	三杯酢	しょうゆ：酢：砂糖：塩＝2：10：3：1	
	甘酢	酢：砂糖：だし＝4：4：1	
	すし酢	酢：砂糖：塩＝9：2：1	
	すし酢（ちらし）	酢：砂糖：塩＝3：1：0.4	
和え物	ごま和え	ごま：しょうゆ：砂糖＝3：1：1	食材（重量）の10〜15％を目安に和える
	白和え	白ごま：砂糖：塩＝11：8：1	
	酢みそ	みそ：酢：砂糖：みりん＝4：1：2：1	
	田楽みそ	みそ：砂糖：みりん＝4：2：1	
煮物	煮付け	だし：しょうゆ：みりん：砂糖：酒＝5：1.5：1：1：1	
	煎り煮	だし：しょうゆ：みりん：酒＝4：1：1：1	
	含め煮	だし：しょうゆ：みりん：砂糖＝6：1：1：1	
	味噌煮	だし：しょうゆ：砂糖：酒：みそ＝2：0.3：1：2：1	
	高野豆腐	だし：しょうゆ：砂糖＝7：1：2	
焼き物	照焼き	しょうゆ：みりん：砂糖＝2：2：1	
	しょうが焼き	だし：しょうゆ：みりん：酒＝2：2：1：2（おろししょうが少々）	
	すきやき割下	だし：しょうゆ：みりん：砂糖＝1：1：1：1	
汁物	味噌汁	みそ：10％	だし汁に対する％
	すまし汁	塩：0.8％（しょうゆ少々）	
	かす汁	酒かす：10％（みそ3％）	
つゆ	うどん	だし：しょうゆ：みりん＝15：1：1	
	そうめん	だし：しょうゆ：みりん＝4：1：1	
	ざるそば	だし：しょうゆ：みりん：砂糖＝3：1：1：0.2	
	冷麺	中華スープ：しょうゆ：砂糖：酢＝8：2：1：2（ごま油少々）	
	天つゆ	だし：しょうゆ：みりん＝5：1：1	
	丼	だし：しょうゆ：みりん：砂糖＝5：1：0.5：0.5	
	牛丼	だし：しょうゆ：みりん：砂糖：酒＝4：1：1：1：1	
ソース	ホワイトソース	バター（大1）、小麦粉（大1）、牛乳（200 mL）、ブイヨン（100 mL）、塩（1 g）（コショウ少々）	仕上がり　200 mL
	デミグラスソース	バター（小1）、小麦粉（大1）、トマトピューレ（大3）、ブイヨン（350 mL）（コショウ少々）	
ごはん	炊き込み	だし：しょうゆ：みりん：酒＝15：0.8：0.5：0.5（米の9％）	
	たけのこ	だし：しょうゆ：塩：酒＝15：0.5：0.1：0.5（米の9％）	
	豆	塩：0.8％	
卵料理	茶碗蒸し	だし：卵の3〜4倍、しょうゆ・みりん：（卵＋だし）の1％（塩少々）	卵1個に対して（2人分）
	卵豆腐	だし：塩＝1：0.1（しょうゆ少々）	
	カスタードプリン	牛乳：卵の2〜2.5倍、砂糖：卵の25％	
	温泉卵だし	だし：しょうゆ：みりん：砂糖＝5：1：1：0.2	
揚げ物	てんぷら	小麦粉：卵：水＝20：10：40	食材に対する％
	磯部揚げ	小麦粉：卵：のり＝10：6：3	
寒天・ゼラチン	牛乳かん	寒天1、砂糖10（牛乳：水＝1：1）	水重量に対する％
	果汁かん	寒天1.5、砂糖10	
	ゼリー	ゼラチン2.5、砂糖10	

図表1-3-7 食品の常用量及び目安量

分類	食品名	単位	常用量
穀物	食パン（6枚切り）	1枚	60g
	ロールパン	1個	30～35g
	干しうどん	1人分	100g
	干しそば	1人分	100g
	そうめん	1束	50g
		すまし汁1人分	5～10g
	スパゲッティ	1人分	80～100g
	マカロニ	グラタン1人分	50g
		付け合せ1人分	10～30g
		サラダ1人分	10～20g
	ふ	汁物1人分	1～2g
いも類	じゃがいも	煮物1人分	50～80g
		汁物1人分	20～40g
	はるさめ	汁物1人分	3～5g
		和え物・サラダ	5～10g
豆類	豆腐	汁物1人分	20～40g
		白和え1人分	50～70g
	油揚げ	味噌汁1人分	5g
	凍り豆腐	1個	17～20g
	おから	煎り煮1人分	50g
	干し湯葉	椀種1人分	5g
肉類	ベーコン	1枚	15～20g
	ハム	普通切り1人分	20g
		うす切り1人分	5～7g
魚類	しらす干し	酢の物	5～15g
卵類	うずら卵	中1個	12～15g
	鶏卵	中1個	50g
		卵黄中1個分	17g
		卵白中1個分	33g
乳類	スキムミルク		20g／200mL（水分の10%使用）
	チーズ	うす切り1枚	18g
		6pチーズ1個	20～25g
野菜類	しそ（葉）	1枚	1g
	プチトマト	1個	8～10g
	ししとうがらし	1本	5g
	ラディッシュ	1個	5g
	みつば	汁物1人分	2～3g
	ねぎ	汁物1人分	2～3g
	だいこん	おろし付け合せ	20～30g
	パセリ	スープ1人分	1g
	らっきょう	甘酢漬1個	10～20g

分類	食品名	単位	常用量
果実類	いちご	中1個	15g
	さくらんぼ（生）	1粒	5～8g
	（缶）	1粒	6g
	すだち	中1個	20～30g
	レモン	中1個	100g
	りんご	中1/4個	50g
	なし	1個	200g
	かき	1個	150～200g
	〃（干）		30～50g
	すいか	中1/8	200g
	パインアップル（缶）	1切れ	30～40g
	もも（缶）	1/2個	50g
	バナナ	1本	120g
	キウイフルーツ	1個	120g
	ぶどう（生）	大1粒	10g
	〃（生）	中1粒	5g
	〃（干）	10粒	5g
	びわ	1個	30～50g
	うんしゅうみかん	中1個	80～100g
	（皮なし）		(60～75g)
きのこ類	えのきだけ	1袋	100g
		汁物1人分	5～10g
	しいたけ（生）	1枚	10～30g
	〃（乾：香信）	1枚	1～3g
	〃（乾：どんこ）	1枚	3～5g
	しめじ	1パック	100g
		和え物・酢の物	10～25g
	なめこ	1パック	50g
		和え物	10～20g
	マッシュルーム（生）	1個	10g
海藻類	あまのり（ほしのり）	1枚	3g
	とさかのり（生）	サラダ	20g
	ひじき（ほし）	煮つけ	5～8g
	わかめ（生）	酢の物	10～15g
	〃（乾燥）	汁物	0.5～1g
	〃	和え物	2～3g
調味料・香辛料	和風だしの素	汁物1人分	1g
	コンソメ	汁物1人分	1.5～2g
	こしょう	1人分	0.01～0.03g
	一味唐辛子	1人分	0.2g
	たかのつめ	1人分	1/10本
	ラー油	1人分	1g

出所）西川貴子、深津智恵美、清水典子、富永しのぶ『Plan-Do-See-Actにそった給食運営・経営管理実習のてびき　第5版』医歯薬出版　2016年　28頁

Unit 1　計　画

図表 1－3－8　旬のカレンダー

食材		1月	2月	3月	4月	5月	6月	7月	8月	9月	10月	11月	12月
魚介類	ブリ	■											■
	クロマグロ	■	■										■
	ケガニ	■	■									■	■
	カキ	■	■									■	■
	イセエビ	■	■									■	■
	ヒラメ	■	■							■	■	■	■
	マダイ												■
	ヤリイカ		■	■									
	マダコ				■	■	■	■					
	マアジ					■	■	■	■				
	キス						■	■	■				
	アユ						■	■	■				
	ウナギ						■	■	■				
	マイワシ								■	■	■		
	サンマ									■	■	■	
	サケ									■	■	■	
野菜・果物類	ハクサイ	■										■	■
	サトイモ	■										■	■
	温州ミカン	■	■									■	■
	ダイコン	■	■									■	■
	ホウレンソウ	■	■									■	■
	ゴボウ	■	■			■						■	■
	レンコン	■	■									■	■
	シュンギク	■	■	■								■	■
	カブ	■	■	■								■	■
	ブロッコリー	■	■	■								■	■
	キャベツ	■	■	■								■	■
	シイタケ			■	■	■				■	■	■	
	イチゴ			■	■	■							■
	タケノコ				■	■							
	ジャガイモ					■	■	■			■		
	タマネギ					■	■	■					
	アスパラガス					■	■	■					
	ビワ					■	■	■					
	カボチャ					■	■	■	■	■			
	サクランボ						■	■					
	ウメ						■	■					
	キュウリ						■	■	■				
	トマト						■	■	■				
	サヤインゲン						■	■	■				
	スイカ							■	■				
	モモ							■	■				
	ナス							■	■	■			
	ナシ							■	■	■	■		
	ブドウ									■	■		
	カキ										■	■	
	リンゴ										■	■	■
	ニンジン											■	■

Work 1-3 献立計画の立案

図表1-3-9 日本の主な食缶規格

缶 型	内径(mm)	高さ(mm)	内容積(mL)	食品
1号缶	153.3	176.8	3,100	トマトケチャップ、トマトピューレ
2号缶	98.9	120.9	878	マッシュルーム、みかん
3号缶	83.4	113.0	581	パインアップル
4号缶	74.1	113.0	458	グリンピース、黄桃、白桃、チェリー、みかん
5号缶	74.1	81.3	322	
6号缶	74.1	59.0	226	
7号缶	65.4	101.1	317	
8号缶	65.4	52.7	155	チェリー
コーン4号	74.1	112.0	451	コーン
ツナ3号缶	65.4	39.2	110	ツナ

出所) 公益社団法人日本缶詰協会ホームページ『かんづめハンドブック』2013年より抜粋

図表1-3-10 炒め物の油の量と揚げ物の吸収率

	種 類	油の量(%)
炒め物	和風炒め煮	3~5
	ムニエル	4~8
	チャーハン	5~6
	野菜ソテー	3~5
	中国風炒め物	5~10
	かにたま	13~15
	中国風いり卵	13~25
揚げ物	素揚げ	2~15
	から揚げ	6~13
	てんぷら	12~25
	フリッター、フライ	6~20
	はるさめ揚げ	25

出所)『八訂食品成分表』女子栄養大学出版部 2024年より作成

図表1-3-11 主な食品の重量増加

(もとの重量を1.0とする)

食品名	重量増加(倍率)	食品名	重量増加(倍率)
高野豆腐	4.1~5.0	大豆	2.2
かんぴょう	4.6	そうめん	3.0~3.5
干ししいたけ	4.3~5.5	干しうどん	2.5
ひじき	7.3	干しそば	2.7
きくらげ	4.8~5.1	マカロニ	2.3~2.4
わかめ	5.4~6.8	スパゲッティ	2.6
切り干しだいこん	3.1	はるさめ	3.6

ひとくちメモ

献立計画での配慮事項

献立計画では、調理工程、作業量に差が生じないように、主に以下の点に配慮する。

留意点	主な対処方法
盛りつけ誤差に注意する	特に、カレー、シチュー、筑前煮、酢豚などの献立は、盛りつけ誤差が多くなりやすいので、具が偏らないように注意が必要である。
盛りつけ作業を軽減する	盛り合わせが必要な献立は、「魚の照焼き＋筑前煮」など1回盛りの献立を組み合わせれば、盛りつけ作業に極端な時間はかからない。
正確に調理作業を行う	食種(疾病)によって切り身の大きさが異なる場合は、10g単位の大きさを調理作業中に把握することが難しい。したがって、切り身の大きさによって使用する鍋やホテルパンの大きさと形状を変える、アルミホイルを敷くなどの工夫をすると把握しやすい。
調理器具を検討する	鍋、釜、コンロなど調理器具(調理機器)の不足を避けるために、「カレーライス＋野菜煮つけ＋スープ」など同一調理法に偏った献立を立てない。
調理作業を軽減する	病院では、一般食(常食、軟食)を基本として、特別食も極力同一の調理法にすることで調理作業を軽減することができる。

Work 1-4 試作

実習の内容

①図表1−4−1を参考にして、試作時間を参考に調理作業時間記録表を作成しましょう。
　【使用するシート】 シート9 　調理作業時間記録表
②図表1−4−2を参考にして、試作評価記録表を作成しましょう。
　【使用するシート】 シート10 　試作評価記録表
③図表1−4−3を参考にして、消費日計表（食品購入記録）を作成しましょう。
　【使用するシート】 シート11 　消費日計表（食品購入記録）

図表1−4−1　調理作業時間記録表の例【シート9】

令和　　年　　月　　日（　）　　クラス：＿＿＿　班：＿＿＿　担当者：＿＿＿＿＿＿
喫食者数：100人

献立名	作業内容	試作時の所要時間	大量調理時の予想時間
から揚げ	鶏肉を切る	30秒	10分
	下味をつける	10分	10分
	揚げる	4分	30分
	キャベツを洗い、せん切りにする	2分	20分
	トマトを洗い、切る	20秒	8分
	パセリを洗い、ちぎる	15秒	5分
サラダ	卵をゆでる	15分	15分
	皮をむき、切る	1分30秒	10分
	レタスを洗い、ちぎる	30秒	10分
	たまねぎの皮をむく	20秒	8分
	スライス	30秒	10分
	ピーマンを洗い、切る	40秒	12分
	はつか大根を洗い、スライス	20秒	8分
	じゃがいもの皮をむく	2分	5分
	ゆでて切る	10分	12分
漬物	洗う	10秒	4分
	切る	15秒	6分
なし	洗う	10秒	4分
	皮をむく	1分30秒	20分

図表1-4-2　試作評価記録表の例【シート10】

令和　　年　　月　　日（　）　　クラス：＿＿＿＿＿　班：＿＿＿＿＿　担当者：＿＿＿＿＿＿＿＿＿＿

献立名	・ごはん ・から揚げ　　　　　　　　　　　　　　　原価：　337 円 ・サラダ ・漬物 ・なし			
出来栄え	【彩り】 ・赤、青、黄のバランスがとれている。 【切り方】 ・キャベツのせん切りにむらがある。 ・なしが大きくて食べにくい。 【分量（食器）】 ・サラダ用小鉢が小さいため、盛りつけが雑である。	改善点	【彩り】 ・変更なし。 【切り方】 ・スライサーを使用する。 ・なしはさらに半分に切る。 【分量（食器）】 ・大きな小鉢に変更する。	
味	【主菜】 ・から揚げに十分な味がついていない。 【副菜】 ・ドレッシングの量は、ちょうどよい。 【汁】 【デザート】	改善点	【主菜】 ・下味をつける時間を10分から20分に変更する。 【副菜】 【汁】 【デザート】	
総合評価	・味、量、色合いはよい出来栄えであった。 ・切り方には適切な調理機器の選択が必要である。 ・から揚げの加熱時間のムラがないように、中心温度を確実に測定する必要がある。			

Unit 1 計 画

図表1－4－3 消費日計表の例【シート11】

令和　　年　　月　　日（　）　　クラス：＿＿＿＿　班：＿＿＿＿　担当者：＿＿＿＿＿＿＿＿＿＿＿

消費日計表

食品名	1人当たり重量（g）	喫食者数（人）	廃棄率（％）	購入量（kg）	単価（円/kg）	購入金額（円）	使用量（kg）	使用金額（円）
若鶏・もも、皮つき	75	100	0	100枚	100円/枚	10,000	100枚	10,000
しょうが・根茎	1	100	50	0.2	1,300	260	0.2	260
キャベツ	40	100	15	4.71	240	1,130	4.75	1,130
トマト	30	100	5	3.16	900	2,844	3.16	2,844
パセリ・葉	1	100	10	0.11	2,200	242	0.11	242
鶏卵・全卵	20	100	15	2.35	200	470	2.35	470
レタス・サニーレタス・葉	20	100	5	2.1	600	1,260	2.1	1,260
たまねぎ・りん茎－生	10	100	10	1.11	200	222	1.11	222
青ピーマン－生	10	100	15	1.18	700	826	1.18	826
はつか大根・根	2	100	15	0.24	2,800	672	0.24	672
じゃがいも	50	100	10	5.56	300	1,668	5.56	1,668
大根・べったら漬	20	100	0	2	300	600	2	600
なし・日本なし－生	50	100	15	5.88	1,500	8,370	5.88	8,370
米・精白米（水稲）	95.0	100	0	9.5	400	3,800	9.5	3,800
こいくちしょうゆ	2.5	100	0	0.25	300	75	0.25	75
じゃがいもでん粉	7.5	100	0	0.75	260	195	0.75	195
調合油	7.5	100	0	0.75	500/1.65kg	227	0.75	227
サウザンアイランドドレッシング	10	100	0	1	300/380mL	789	1	868
人数　100人				購入金額合計		33,650　円	使用金額合計	33,650　円
				1人当たりの金額				336　円

在庫食品出庫記録

食品名	重量（g）	喫食者数（人）	廃棄率（％）	出庫量（kg）	備考
米・精白米（水稲）	95.0	100	0	9.5	
こいくちしょうゆ	2.5	100	0	0.25	
じゃがいもでん粉	7.5	100	0	0.75	
調合油	7.5	100	0	0.75	
サウザンアイランドドレッシング	10.0	100	0	1	

ポイント解説

1 試作の目的と手順

　試作の目的は、予定献立に対する調理方法、コスト、出来栄えなどについて検討を行い、生産計画（調理工程計画、作業工程計画）などを完成させるための情報を得ることである。
　試作は、図表1-4-4の手順で実施し、試食とともに献立計画、生産計画について評価・検討を行う。

図表1-4-4　試作の手順

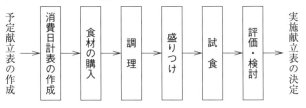

2 試作のポイント

- 計量は正確に行い、調味料などは重量（g）に換算する。
- 試作の場合、購入量が少ないため、検食（保存食）用に50～100g程度を加えた購入が必要となる。
- 調理作業時間を計測し、作業工程計画に活かす。
- 盛りつけの時には、大量調理で使用する食器を選定する。
- 各料理の仕上がり重量を測定し、仕上がり、味つけを評価・検討する。
- 消費日計表（食品購入記録）を作成し、コストが予算内に収まるかを確認する。

Work 1-5　生産計画（調理工程計画、作業工程計画）の立案

実習の内容

作成した予定献立表をもとに作業分担を決めて、図表1-5-1、図表1-5-2、図表1-5-3の例にならって料理別に「給食作業手順表（指示書）」「作業時間表」「作業分担表」を作成しましょう。

【使用するシート】　シート12　給食作業手順表（指示書）
　　　　　　　　　シート13　作業時間表
　　　　　　　　　シート14　作業分担表

図表1-5-1　給食作業手順表（指示書）の例【シート12】

令和　　年　　月　　日（　）　クラス：＿＿＿＿　班：＿＿＿＿　担当者：＿＿＿＿＿＿
食数：　100　食／日

作業・献立名	食品名	純使用量(g) 1人分	純使用量(g) 総量	作業要領（指示）	使用する機器	作業者名
出席確認 献立記入 検収 食器の準備				1．出席人数を確認し、報告する。 2．予定献立を白板に書く。 3．材料の検収を行い、白板に記入する。 4．茶碗、中皿、サラダ椀、漬物皿、フルーツ皿、湯のみ、はし、お盆を（　客）分用意し、水洗い後、乾燥機にかける。	はかり 乾燥機	
ごはん	米・精白米（水稲）	95	9,500	1．米を（　　kg）計り、洗米機で3分間洗った後、3分間水切りする。炊飯器に洗った米を入れ、米の重量の1.4倍量の水（　　kg）に15分間浸漬する。 2．1を自動炊飯器にセットし、点火する。炊きあがったら10分間蒸らし、茶碗によそう。	はかり 洗米機 米あげザル 炊飯鍋 包丁 まな板	
から揚げ	若鶏・もも、皮つき こいくちしょうゆ しょうが・根茎 じゃがいもでん粉 調合油 キャベツ トマト パセリ・葉	75 2.5 1.0 7.5 7.5 40 30 1	7,500 250 100 750 750 4,000 3,000 100	1．鶏肉は1人当たり3個となるよう、1個25g大の角切りにする。 2．おろししょうが、こいくちしょうゆに1を30分間漬け込む。 3．2にじゃがいもでん粉をまぶし、180℃の油で約5分間熱し、中心温度75℃以上3点、1分間以上を確認し、付け合わせの野菜とともに皿に盛りつける。 4．付け合わせの野菜は、洗浄、消毒後キャベツはせん切りに、トマトはくし型に切り、パセリは軸だけを取り除き、皿の向こう側に盛りつける。	ボール 自動炊飯器 片手鍋 ザル 木じゃくし 鍋つかみ	
後片づけ				1．食器を洗浄する。 2．炊飯釜、米あげザルを洗う。 3．フライヤーの掃除をする。 4．鍋類を洗う。 5．レンジを磨く。 6．配膳車、配膳台を二度ぶきする。 7．床と溝を清掃する。 8．残飯、ごみを捨てる。 9．調味料を補充する。 10．洗剤を補充する。 11．ふきんを洗う。		

Work 1-5　生産計画（調理工程計画、作業工程計画）の立案

図表1-5-2　作業時間表の例【シート13】

令和　年　月　日（　）　クラス：＿＿＿　班：＿＿＿　担当者：＿＿＿

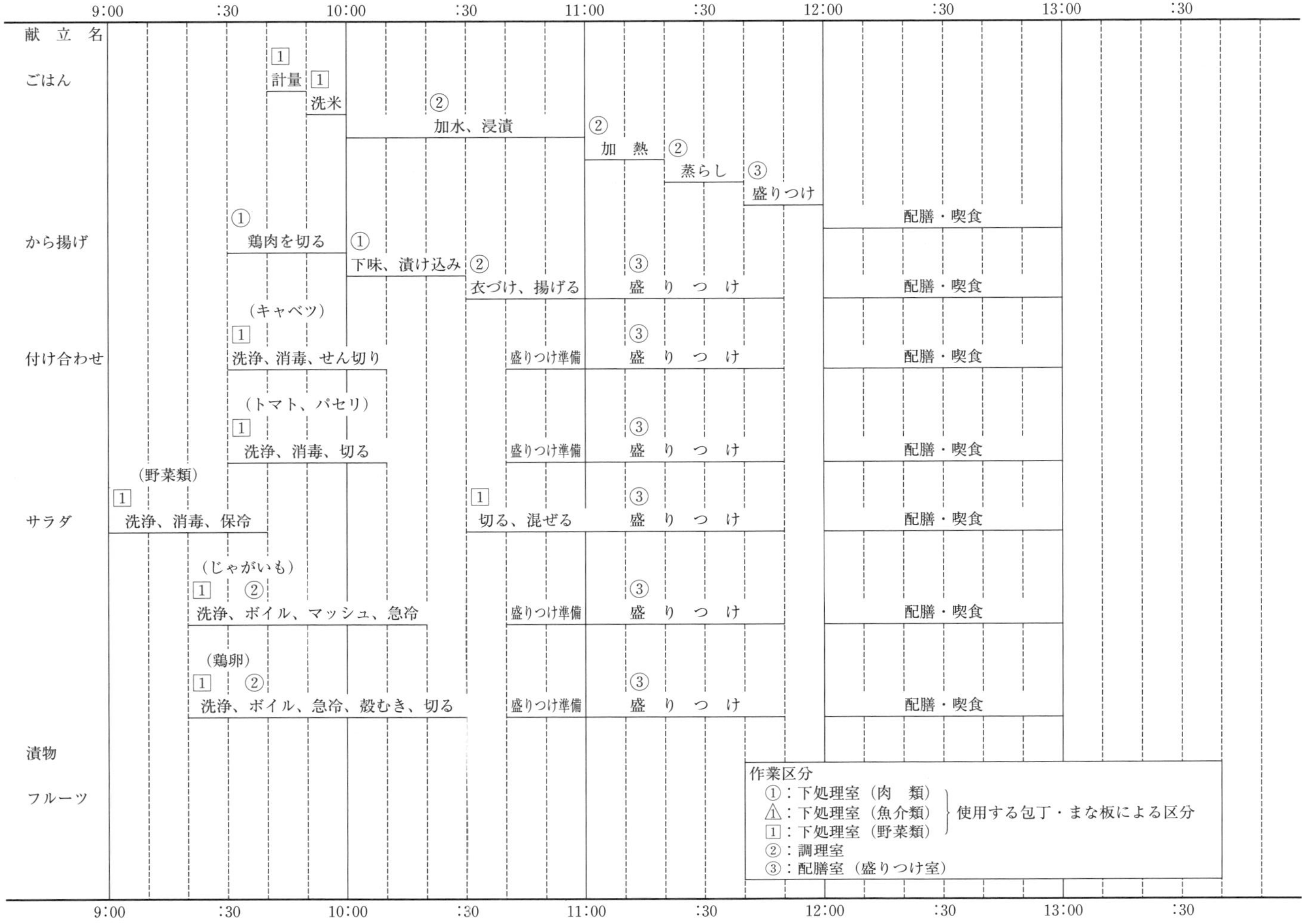

献立名	9:00	:30	10:00	:30	11:00	:30	12:00	:30	13:00	:30
ごはん			①計量・洗米					配膳・喫食		
から揚げ			①鶏肉を切る	②下味、漬け込み	②加水、浸漬 ②加熱	②衣づけ、揚げる	③盛りつけ	配膳・喫食		
付け合わせ			（キャベツ）①洗浄、消毒、せん切り			盛りつけ準備	③盛りつけ	配膳・喫食		
サラダ			（トマト、パセリ）①洗浄、消毒、切る （じゃがいも）①洗浄、ボイル、マッシュ、急冷		□切る、混ぜる	盛りつけ準備	③盛りつけ	配膳・喫食		
漬物	（野菜類）①洗浄、消毒、保冷					盛りつけ準備	③盛りつけ	配膳・喫食		
フルーツ			（鶏卵）①②洗浄、ボイル、急冷、殻むき、切る			盛りつけ準備	③盛りつけ	配膳・喫食		

作業区分
①：下処理室（肉　類）
△：下処理室（魚介類）　｝使用する包丁・まな板による区分
□：下処理室（野菜類）
②：調理室
③：配膳室（盛りつけ室）

Unit 0　オリエンテーション
Unit 1　計画
Unit 2　実施
Unit 3　評価・改善
Unit 4　原価管理

Unit 1　計　画

図表1−5−3　作業分担表の例【シート14】

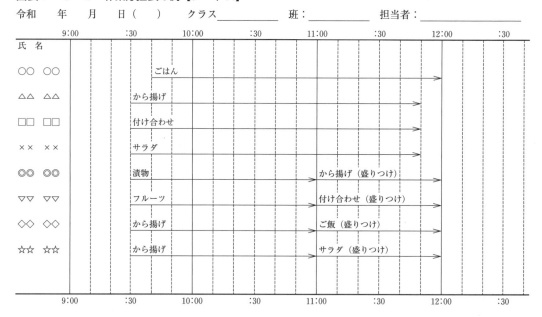

令和　　年　　月　　日（　）　クラス＿＿＿＿　班：＿＿＿＿　担当者：＿＿＿＿＿

ポイント解説

1 作業の種類

　予定献立表が作成されると、調理名ごとに「作業計画（作業時間配分・調理工程の内容等）」を立案する。調理工程は、図表1−5−4に示すように、検収、食材保管、下処理、非加熱調理、加熱調理、保管、供食の順に、作業の種類ごとで想定される危害分析・重要管理点などを考慮する。

2 作業計画の立て方

- 作業時間表、作業分担表の例のように、作業の種類、実習当日の人員などを考慮して、予定献立のすべての料理が実習時間内に下処理から供食まで終了するように作成する。
- その作業計画にあわせて、「給食作業手順表」（図表1−5−1）も作成する。

3 作業計画の立案のポイント

- 野菜の下処理は、献立にかかわらずまとめて最初に行ってしまう。そうすることで、後の作業がスムーズになる。
- 汁物の具は、均等に分けるためにも、スープと別に加熱処理し（もしくは一緒に煮込んで具だけ取り出し）、先に椀に盛っておく。なお、かきたま汁や具が細かい場合は、分

Work 1-5 生産計画（調理工程計画、作業工程計画）の立案

ける必要はない。
- 盛りつけなど、ある程度の作業が終われば、調理グループを2グループに分けて食事にする。

図表1-5-4　調理工程と危害分析・重要管理点

調理工程	想定される危害分析（HA）	重要管理点（CCP）	管理基準・管理の方法
1　検　収	・食材：汚染物質、異物混入、腐敗 ・納入業者：納入時の容器包装を介する汚染	・配送時の温度管理 ・食品群別の検収基準 ・専用容器への入れ替え	・検収時の記録（品質、鮮度、包装容器などの状況、納入時刻、品温、重量） ・食肉類、魚介類、野菜類など専用容器に入れ替え
2　食材保管	・細菌の増殖 ・品質劣化・腐敗	・保管温度の管理 ・保管期限の管理 ・保管場所の区分化 ・害虫の侵入防止措置	・生鮮魚介類：5℃以下、食肉類：10℃以下、野菜・果物類：10℃以下、冷凍食品：-15℃以下、殻付き卵：10℃以下、乳類：10℃以下など（定時に測定・記録する） ・食材の相互汚染防止のため、食材ごとに区分し、調理時まで清潔な蓋付き専用容器に入れて保管
3　下処理	・汚染物質の残存・増殖 ・二次汚染（手指・器具等）	・調理区分の明確化 ・機械・器具の区分と清潔保持 ・食品別の洗浄・消毒 ・手指の清潔保持	・調理着・使い捨て手袋の着用 ・洗浄用水は上水道水または水質検査合格水を使用：遊離残留塩素0.1 mg/ℓ以上 ・衛生害虫、異物混入、腐敗、異臭などを確認・洗浄 ・野菜・果物類の洗浄：専用シンクで流水3回以上、次亜塩素酸Na溶液または電解水などで殺菌、すすぎ、二次汚染防止 ・魚介類：専用シンクで洗浄、専用まな板・包丁の使用、二次汚染防止 ・調理まで30分以上の場合：10℃以下で冷蔵保存（魚介類は5℃以下）
4　非加熱調理（サラダ・和え物・デザート）	・細菌の残存・増殖 ・手指・容器による汚染 ・混合による汚染 ・落下細菌による汚染 ・調理操作中の温度管理	・時間・温度の設定 ・調理後の保管方法 ・器具類の清潔保持 ・手指の清潔保持 ・落下細菌の防止 ・官能検査	・手指の洗浄・使い捨て手袋・マスク着用 ・専用調理着・服装の清潔保持 ・消毒済み専用器具の使用 ・二次汚染防止 ・加熱後冷却の場合：30分以内に20℃付近または60分以内に10℃付近まで冷却
5　加熱調理	・細菌の残存 ・加熱後の手指・容器・器具による汚染 ・汚染食品の混入（調味料等） ・品質劣化	・調理別温度・時間の設定 ・品温設定、官能検査 ・手指の清潔保持 ・器具の清潔保持 ・油などの鮮度チェック	・加熱調理時刻記録（開始時、終了時） ・揚げ物、焼き物、蒸し物、炒め物は3点以上、煮物は1点以上の中心温度測定75℃以上確認、記録後1分間以上加熱（二枚貝などは85～90℃で90秒以上） ・揚げ油の品質確認（酸価の測定等） ・加熱後、消毒済み器具の使用
6　保　管	・細菌の残存 ・器具による汚染 ・保管中の品質劣化・腐敗 ・落下細菌による汚染	・専用保管場所・方法 ・保管温度・時間 ・手指の清潔保持 ・器具の清潔保持	・調理終了後30分以上要する場合：冷菜は10℃以下、加熱調理品は65℃以上で保管 ・2時間以内に提供
7　供　食（盛りつけ・配膳）	・細菌の残存・増殖 ・落下細菌による汚染 ・手指・器具・食器類による汚染 ・異物混入（毛髪等） ・配膳車などの汚染	・温度・時間の設定 ・落下細菌の防止 ・手指の清潔保持 ・食器・容器の清潔保持 ・帽子・マスク類の着用 ・手袋の着用 ・配膳車の洗浄・消毒	・手指の洗浄・消毒、使い捨て手袋・マスク着用 ・専用調理着・服装の清潔保持 ・消毒済み盛りつけ器具の使用 ・盛りつけ後：適温保存（冷10℃以下、温65℃以上）、出来上がり後2時間以内の供食（室温なら30分以内）

出所）木村友子・井上明美編『学内給食経営管理実習のためのおいしい食事のコーディネート』医歯薬出版　2003年　34頁、殿塚婦美子編著『改訂新版　大量調理　―品質管理と調理の実際―』学建書院　2008年　7頁を参考に作成

Work 1-6 発注計画・出庫計画の立案

実習の内容

①予定献立表に記載されている食材ごとに、発注量と出庫量を計算してみましょう。
　【使用するシート】シート15　発注・出庫計算書
②発注・出庫計算書をもとに発注書を作成してみましょう。
　【使用するシート】シート16　発注伝票（即日消費食品用）
　　　　　　　　　シート17　発注伝票（在庫食品用）

図表1-6-1　発注・出庫計算書の例【シート15】

令和　　年　　月　　日（　）　　クラス：　　　　　班：　　　　　担当者：
喫食者数：100人

献立名	食品名	1人当たり純使用量（g）	廃棄率（％）	総使用量（g）	出庫量（g）	規格	発注量	備考
ごはん	米・精白米（水稲）	95	0	9,500			10 kg	
から揚げ	若鶏・もも,皮つき(75gカット)	75	0	7,500		皮つき	7.5 kg	1人1枚
	こいくちしょうゆ	2.5	0	250	250			
	しょうが・根茎	1	50	200			0.2 kg	
	じゃがいもでん粉	7.5	0	750	750			
	調合油	7.5	0	750	750			
	キャベツ	40	15	4,706			4.8 kg	
	トマト	30	5	3,158			3.2 kg	
	パセリ・葉	1	10	111			120 g	
サラダ	鶏卵・全卵	20	15	2,353		Mサイズ	2.4 kg	
	レタス・サニーレタス・葉	20	5	2,105			2.2 kg	
	たまねぎ・りん茎―生	10	10	1,111			1.2 kg	
	青ピーマン―生	10	15	1,176			1.2 kg	
	はつか大根・根	2	15	235			250 g	
	じゃがいも	50	10	5,556		男爵	5.6 kg	
	サウザンアイランドドレッシング	10	0	1,000			1 L	
漬物	大根・べったら漬	20	0	2,000			2 kg	
フルーツ	なし・日本なし―生	50	15	5,882		中玉	6 kg	1人当たり1/4個

注）購入量（発注量）の少ないものは検食（保存食）用に50〜100g程度を加えて購入する。ただし、パセリ、はつか大根、ねぎ、みつばなど購入量が少なく単価の高い食材は予算などにより検討する必要がある。

図表1－6－2　発注伝票の例【シート16、17】

```
                        発注伝票

_____御中    発注日：令和    年   月   日　(   )
                 （発注伝票の作成日）

                 納品日時：令和    年   月   日　(   )　　：
                 （実習日時）

                 納品場所：_____
                 （実習場所）

                 使用日時：令和    年   月   日　(   )　　：
                 （実習日時）
```

食品名	発注量	規 格	備 考
米・精白米（水稲）	10 kg		
若鶏・もも、皮つき	7.5 kg	皮つき	75 gカット（100枚）
しょうが・根茎	0.2 kg		
キャベツ	4.8 kg		
トマト	3.2 kg		
パセリ・葉	120 g		
鶏卵・全卵	2.4 kg	Mサイズ	
レタス・サニーレタス・葉	2.2 kg		
たまねぎ・りん茎－生	1.2 kg		
青ピーマン－生	1.2 kg		
はつか大根・根	250 g		
じゃがいも	5.6 kg	男爵	
大根・べったら漬	2 kg		
なし・日本なし－生	6 kg	中玉	

_____大学_____学部_____学科
担当者：_____　連絡先：_____

ポイント解説

1　発注計画のポイント

(1) 発注の留意点と流れ

　定期的に在庫量を確認（棚卸し）したうえで、予定食数に見合った発注（購入）計画を立て、過不足のないように注意する。不必要に在庫額が膨大になると、施設運営費にも影

図表1−6−3　発注業務の流れ

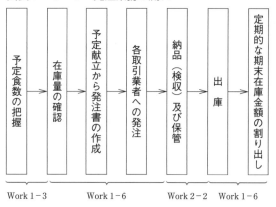

予定食数の把握 → 在庫量の確認 → 予定献立から発注書の作成 → 各取引業者への発注 → 納品（検収）及び保管 → 出庫 → 定期的な期末在庫金額の割り出し

Work 1−3　　　Work 1−6　　　Work 2−2　　Work 1−6

響を及ぼすので、適正に管理する必要がある。食材料費の管理の視点からも発注者の力量が問われる。

(2) 発注（購入）先

- 取引業者名、連絡先などを確認する。
- 同じ食材を2回以上使用する場合はまとめる。
- 契約している納入業者ごと、食材ごとに、数量、品質規格、配送条件（保冷、包装状態等）、納品予定日時などを指定する。
- 特殊な食材については、あらかじめ購入経路、入手方法、価格などの情報を収集しておく必要がある。
- 納入業者を食品群別に決定することに限界がある場合には、スーパーマーケット、個人商店など数社で契約することもある。

(3) 発注（購入）方法

電話、FAX、あるいは店頭買い付けなど発注方法について確認する。発注の方法は、発注する食品または給食施設によってさまざまである。したがって、特に決まったものはなく、経験や効率性などを考慮して実施するとよい。

(4) 発注（購入）の期間

- 実習日の何日前までに発注するのかについて確認する。給食施設によって違いはあるが、1か月間の必要量をまとめて発注する食品や、半月間、1週間、毎日発注するものなどさまざまである。
- 在庫食品（貯蔵食品）の発注は、比較的長期間分になり、即日消費食品（生鮮食品）の発注は、短期間分になることが多い。

- 納入時期について、食材の保管設備の状況や食材の種類によっては、使用前日でも可能である。
- 直前で献立や食数に変更などが生じた場合は、すみやかに関係する食材の納入業者に連絡する。場合によっては、当日の変更も必要に応じて行わなくてはならない。
- 在庫食品（貯蔵食品）を使用する場合は、発注時期を考慮して在庫をチェックし、不足が生じる可能性のある食材は発注しておく。

(5) 即日消費食品（生鮮食品）

- 即日消費食品は、基本的には当日納品もしくは前日納品となる。したがって、毎回発注を行うか、または一定期間分をまとめて発注する。
- まとめて発注する場合、使用日及び納品日の記載がある発注書を作成する必要がある。

(6) 在庫食品（貯蔵食品）

- 在庫食品の場合には、1か月間まとめて発注する場合が多い。なお、半月、1週間など給食施設や食品によって異なる。
- 精白米などのように精白してから長い期間保管しないほうがよいと思われるものは、一度にすべてを納品せず、必要分をその都度納品するなどの配慮が必要である。
- 在庫食品の増加は、保管スペースの増加、衛生・在庫・清掃管理などの業務の増加につながるため、必要最低限とすることが望ましい。ただし、非常時の提供食材は別となる。

(7) 即日消費食品（主に生鮮食品）と在庫食品（貯蔵食品）の発注に関する留意点

- 即日消費食品と在庫食品は、別の発注書を用いる。
- 納品される規格が食品ごと、業者ごとに異なるので、事前に打ち合わせをしておく必要がある。
- 在庫食品については、予定食数の変更などにより発注量を変更する場合がある。その際には、納品までに連絡を行うなど細やかな対応が必要である。

図表1-6-4　即日消費食品と在庫食品

即日消費食品		在庫食品	
パン	肉及び肉加工品	精白米	塩
スパゲッティ	魚及び魚加工品	小麦粉	味噌
うどん	牛乳	パン粉	しょうゆ
いも類	豆腐	じゃがいもでん粉	油
野菜類	（漬物）	ウスターソース	ケチャップ
果物類	（バター）	砂糖	マヨネーズ
（卵）	（冷凍コロッケ）　など	干ししいたけ	だし昆布　など

注）（　）は、在庫食品とする場合もある。

Unit 1　計　画

(8)　発注量の求め方

● 発注量は、以下の数式で求める。

> 発 注 量＝1人当たりの純使用量÷可食部率※×100×予定食数

※可食部率＝100－廃棄率

● 特に発注量が多い食品や廃棄率が高い食品を発注する際には、計算を誤ってしまうと出来上がり量や栄養価に影響が出てしまうので注意する。
● 「100÷可食部率」で求められる値を「発注換算係数」または「倉出し係数」という。発注換算係数の求め方を誤らなければ、発注ミスは比較的少なくなる。
● 廃棄率は、季節や生産地、または出荷時の状態などによって異なるので、必ずしも日本食品標準成分表に記載された値になるとは限らない。

例題 1　廃棄部分のない食材の発注量の計算

牛バラ肉1人分50ｇ、予定食数50食の場合

50（ｇ）×50（食）＝2,500（ｇ）＝2.5（kg）

例題 2　廃棄部分のある食材の発注量の計算

　玉ねぎ1人当たりの純使用量が30ｇで、廃棄率が10％の食品を50食分発注する場合、計算式は次のようになる。

30（ｇ）÷（100－10）×100×50（食）＝1666.6…（ｇ）≒1.7（kg）

考えてみよう

① 1人当たりの純使用量が75ｇで、廃棄率が15％の食品を150食分使用する場合の発注量を求めてみよう（単位はkgで小数第2位を四捨五入し、小数第1位まで求めること）。
② 日本食品標準成分表2020年版（八訂）によると、「あさり」の廃棄率は70％と示されている。1人当たりの純使用量が15ｇで250食分使用する場合の「あさり」の発注量を求めてみよう（単位はkgで小数第2位を四捨五入し、小数第1位まで求めること）。

図表1－6－5　発注換算係数及び該当食品

廃棄率（％）	5	10	15	20	30	50
発注係数	1.05	1.11	1.18	1.25	1.43	2.00
該当食品	ニラ マッシュルーム	じゃがいも 茄子 にんじん ほうれん草	里いも キャベツ チンゲンサイ ピーマン えのきだけ りんご 卵	アスパラガス しょうが レンコン 温州みかん しいたけ（生）	日本栗 冬瓜 グレープフルーツ びわ	カリフラワー たけのこ

注）該当食品は、日本食品標準成分表2020年版（八訂）から作成。

2 出庫計画のポイント

- だれが、いつ、どこで、どのように出庫するのかについて確認する。
- 在庫食品に関しては、一定期間内に使用する予定の分量を一括発注するが、その間、予定通りに消費されるとは限らないので、発注担当者は在庫量の確認が必要である。
- 発注前に期末までの使用予定量を差し引き、次期使用量から発注量を割り出す。なお、熟練者になると、経験的に必要量を的確に把握し、期末の在庫食品金額を抑えることが可能となる。
- 食材（食品）ごとにあらかじめ設定した最小在庫量を下回った時には、当該在庫食品を包装単位で発注する。
- 予定使用量と大きな差が出ることを避けるためには、出庫伝票に記載して掲示するか、その日に使用する在庫食品を1か所にまとめる方法もある。
- 不足する場合を心配して不必要な在庫食品を購入することは、在庫額を多くする原因となる。

図表1-6-6　食材料費（期間食材料原価1か月の場合）

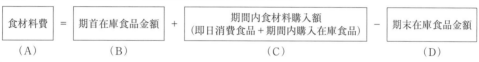

(A)　　　　(B)　　　　　　　(C)　　　　　　　　(D)

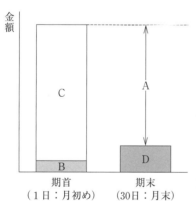

A＝食材料費
　（期間食材料原価）
B＝期首在庫食品金額
　（前の月に使用されず繰り越した在庫の金額）
C＝期間内食材料購入金額
　（即日消費食品＋期間内購入在庫食品）
D＝期末在庫食品金額
　（月末の段階で残っている在庫の金額）

ひとくちメモ

定期的な廃棄率の確認

野菜類やいも類などの食品は、産地、季節、大きさ、下処理担当者などによって廃棄率が異なる。したがって、定期的に廃棄率調査を行い、その結果に基づいて廃棄率を変更して、仕上がり量に過不足が生じる事態を防ぐ必要がある。

Work 1-7 栄養教育媒体の作成

実習の内容
①本学の食堂の利用者に適した媒体を条件に、卓上メモを作成してみましょう。
②利用者に最もふさわしい媒体を投票するなどの方法によって評価し、その結果から優れていると評価された媒体の理由を考察してみましょう。

ポイント解説

1 媒体の役割と提供方法

　給食施設における栄養教育の目的は、利用者の健康の保持・増進であり、施設の設置目的とその対象特性にそった利用者に対する食教育・栄養教育が重要である。提供される食事自体が栄養教育の媒体として、食事の成り立ちや組み合わせなど食に関するさまざまな情報提供の役割をもっている。

　利用者は、給食を通して、食事の組み立て方、料理の方法、味つけ、料理の選択方法などを学ぶことになる。そのため、まずは使用している食品の種類や用い方、食材の重量、切り方、調味料などをわかりやすく表示することも一方法であるが、給食以外のさまざまな媒体を作成し、五感（視覚・聴覚・臭覚・味覚・触覚）に訴えることにより、わかりやすく、受け入れられやすいものとなるよう工夫することが大切である。媒体づくりのポイントは、図表1-7-1のとおりである。また、給食施設における栄養教育においては、2005（平成17）年に厚生労働省と農林水産省が発表した「食事バランスガイド」を適切に活用することが望まれている（図表1-7-2）。

図表1-7-1　媒体づくりのポイント

ポイント	概　要
対象を明確にする	利用者の性、年齢、生活環境、社会環境、理解度を考慮して作成する。
内容はわかりやすく具体的にする	興味をもって読める文章にする。
内容が正確である	使用した教材や参考資料は、出所を明らかにしておく。
文字の種類、大きさ、色のバランスに配慮する	文字の種類や大きさは、利用者に合わせる。
読みやすいように工夫する	文字を多く使用せず、余白を活かしたレイアウトにする。イラストなども適宜盛り込む。
やわらかい表現にする	呼びかけ口調で、短い文章にする。
コンピューターやデジタルカメラを活用する	料理の写真などはデジタルカメラを活用して鮮明に表現したり、また、コンピューターを活用して図形を作成する。

図表1-7-2　食事バランスガイド

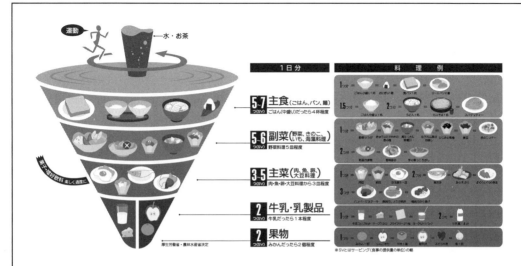

【主食（ごはん、パン、麺）】
　炭水化物の供給源としての位置づけを考慮し、ごはん、パン、麺等の主材料に由来する炭水化物がおおよそ40gであることを、本区分の量的な基準（＝「1つ（SV）」）に設定した。市販のおにぎり1個分がこの「1つ分」に当たる。1日にとる量としては、5〜7つ（SV）としたが、これは、ごはん（中盛り）（＝約1.5つ分）であれば4杯程度に相当する。
【副菜（野菜、きのこ、いも、海藻料理）】
　各種ビタミン、ミネラル及び食物繊維の供給源となる野菜等に関して、主材料の重量がおおよそ70gであることを、本区分における「1つ（SV）」に設定した。野菜サラダや野菜の小鉢がこの「1つ分」に当たる。1日にとる量としては、5〜6つ（SV）とした。
【主菜（肉、魚、卵、大豆料理）】
　たんぱく質の供給源としての位置づけを考慮し、肉、魚、卵、大豆等の主材料に由来するたんぱく質がおおよそ6gであることを、本区分の「1つ（SV）」に設定した。1日にとる量としては、3〜5つ（SV）とした。なお、主菜として脂質を多く含む料理を選択する場合は、脂質やエネルギーの過剰摂取を避ける意味から、上記の目安よりも少なめに選択する必要がある。
【牛乳・乳製品】
　カルシウムの供給源としての位置づけを考慮し、主材料に由来するカルシウムがおおよそ100mgであることを、本区分の「1つ（SV）」に設定した。牛乳コップ半分がこの「1つ分」に当たる。1日にとる量としては、2つ（SV）とした。
【果物】
　主材料の重量がおおよそ100gであることを、本区分における「1つ（SV）」に設定した。みかん1個がこの「1つ分」に当たる。1日にとる量としては2つ（SV）とした。

出所）厚生労働省・農林水産省「フードガイド（仮称）検討会報告書」2005年　8頁
　　　https://www.maff.go.jp/j/balance_guide/b_report/attach/pdf/index-1.pdf

2　媒体の種類

　栄養教育で用いる媒体には、図表1-7-3のとおり、栄養表示した料理の展示、ポスターやパネルの掲示、卓上メモの設置、リーフレットの配布などさまざまな種類がある。

Unit 1 計　画

そのなかで、利用者に適切な媒体を選択し、栄養教育の内容が利用者にとってより一層理解できるような種類を選択することが大切である。

図表1－7－3　栄養教育媒体の種類

種　類	例
展示・掲示	実際の食品や料理、食品模型（フードモデル）、ポスター、パネル、壁新聞、卓上メモ、カレンダー、写真
印刷	リーフレット、パンフレット
視聴覚	スライド、OHP、映画、ビデオ、コンピューターディスプレイ（Microsoft PowerPoint）
演示	ペープサート、パネルシアター、人形劇、紙芝居、実演
インターネット	ウェブサイト、動画配信

3　主な媒体の例

(1)　料理の展示

- 給食施設で提供する食事は、利用者に対して栄養管理を考慮したバランスのよいもので、食習慣の変容や傷病者に対する治療食の認識を高めるための直接的な教育媒体である。
- 定食方式の献立は、栄養量を表示し、常に関心をもたせる。
- カフェテリア方式やバイキングの場合は、栄養バランスのよい選択例を数種類セットしておき、それぞれに栄養表示を行う。利用者に関心をもたせることにより、適正な選択をするための間接的な教育媒体としての役割を果たす。
- 1品料理を選んだ場合は、栄養バランスをよくするための情報を提供する。

図表1－7－4　栄養表示の例

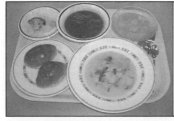

①ロールパン　②鶏肉のホワイトソースかけ
③温野菜サラダ　④ミネストローネ
⑤フルーツポンチ

エネルギー：722 kcal
たんぱく質：28 g　脂質：22 g
炭水化物：104 g　食塩相当量：2.8 g

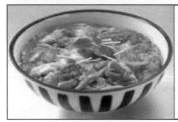

親子丼

エネルギー：700 kcal
たんぱく質：26 g　脂質：16 g
炭水化物：110 g　食塩相当量：2.3 g
※野菜が不足しています。「酢の物」か「お浸し」を1品足してください。

（2） 料理模型・食品模型の展示

料理や食品の模型を展示する方法は、食品や食品群の理解を深める場合に効果的である。解説文は、簡潔にまとめることが大切である。

（3） 食品など実物の展示

保健機能食品（特定保健用食品や栄養機能食品）などの新しい食品の情報を提供する時には、実物を展示する方法もある。解説文は専門用語が必要となる場合が多いので、わかりやすく、関心をもってもらえるように説明の仕方を工夫する。時には、健康食品などからの健康被害の情報も提供する。

（4） ポスターやパネルの掲示

- 伝えたい事柄を効果的な文字や絵により伝達するもので、実用性と美しさが求められる。
- 食堂の掲示板や柱など利用者の目につくところに貼る。
- 給食の目標や生活習慣病予防に関する標語など期間を設けて掲示することが多い。

図表１－７－５　安全・衛生管理のポスターの例

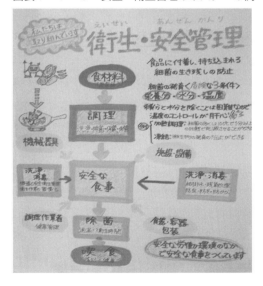

【ポスター作成のポイント】

- タイトルは、少し大きめの文字ではっきり書く。
- 文字は、読みやすくするために楷書体を主体とするが、堅苦しくならないように書体を一部変えたり、強調したい文字をカラーマジックで囲むなど変化をつけるのもよい。
- 色を多用しすぎると文章が目立たなくなり、読みづらくなる。
- イラストや写真を入れると全体的にやさしくなり、読みやすくなる。

（5） リーフレットとパンフレット

- 給食施設で配付される献立表や学校給食などで配付される「給食だより」によく利用される。
- 利用者だけの情報提供にとどまらず、持ち帰って友人や家族に見せても関心をもっても

らえる内容になると効果的である。

(6) 卓上メモ・栄養メモ

- メニュー立てにはさみ、卓上に置き、食事をしながら栄養教育を行うものである。
- 記入内容はわかりやすく、短時間で理解でき、興味をもてるものがよい。
- 情報量が多すぎると読みづらい。

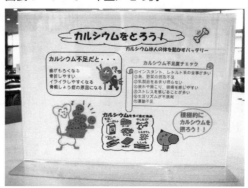

図表1－7－6　卓上メモの例

(7) 配膳盆にのせるメッセージカード

　配膳盆にカードを付ける方法がある。例えば、病院の長期入院患者で日にちの認識が薄れている場合に、行事食の提供時に行事に関する情報を提供するためのカードを付けたり、予約の不要な集団教育や栄養教室の開催案内のカードを個々の利用者に付けるなどの場面では有効である。

(8) インターネットの活用

- インターネットを活用することで、従来の対面教育や紙媒体に比べ、より柔軟で個別化された栄養情報を提供することが可能となる。また、視聴者は、時間や場所にとらわれず閲覧が可能となる。
- リーフレットやポスターに、二次元コードを記載することで、紙媒体以上に詳しい情報に誘導することができ、より深い栄養教育の効果が期待できる。

4　実施した栄養教育の評価

　一定の期間に実施した栄養教育については、利用者からの意見を聞く機会を設けて、新たな栄養教育の方法を検討することが大切である。

ひとくちメモ

　給食施設での日々の食生活に変化と潤いをもたせるには、四季を大切にする心、旬を大事にする感覚といった伝統的な日本人の豊かな食の知恵を日々の献立に活かす工夫が必要である。特に、五節句などの伝統的な行事、誕生日、日本古来からのしきたりが今日まで伝えられている長寿のお祝いなども献立計画に取り入れるとよい。

●五節句と主な料理

五節句		主な料理
1月7日	人日（じんじつ）	七草の節句（七草がゆ）
3月3日	上巳（じょうし）	桃の節句（白酒、ひしもち、草もち）
5月5日	端午（たんご）	端午の節句、菖蒲の節句（ちまき、柏もち）
7月7日	七夕（たなばた）	七夕祭り（そうめん）
9月9日	重陽（ちょうよう）	菊の節句（菊酒、菊を使った料理）

●長寿の祝いと由来

数え年※		語源・由来
61歳	還暦（かんれき）	60年で生まれた年と同じ干支に還るという意味から。
70歳	古希（こき）	唐の詩人杜甫の曲江詩の一節「人生七十古来稀」から。
77歳	喜寿（きじゅ）	草書体で「喜」の字は七十七と書くことから。
80歳	傘寿（さんじゅ）	「傘」の略字が八十に似ていることから。
88歳	米寿（べいじゅ）	「米」の文字を分解すると八十八となることから。
90歳	卒寿（そつじゅ）	「卒」の略字が九十に似ていることから。
99歳	白寿（はくじゅ）	「百」の字の上部の一を除くと白になることから。

注）※生まれた時点を1歳とする。

考えてみよう

以下をテーマにした媒体を作成してみよう。

①ポスター作成のテーマ例
　「バランスのよい食事とは」「食生活指針」「肥満予防の食事」「朝食を食べよう」「塩分を考えて食べよう」

②リーフレット作成のテーマ例
　「糖尿病の食事」「メタボリックシンドローム」「高血圧症の食事」「健康を阻害する喫煙」「生活習慣病の一次予防」

③卓上メモ作成のテーマ例
　「カルシウムの多い食品」「減塩食の工夫」「運動と食事」「サプリメントと食事」「食物繊維を上手にとろう」

④メッセージカード作成のテーマ例（行事食）
　「誕生日」「1月：正月、七草粥」「2月：節分」「3月：ひな祭り」「4月：観桜会」「5月：端午の節句」「7月：七夕祭り」「8月：夏祭り」「9月：お彼岸、お月見、敬老の日」「10月：秋祭り、体育祭」「11月：七五三」「12月：クリスマス、大晦日」

Work 1-8　嗜好調査表・喫食調査表の設計

> **実習の内容**
> 学内実習での利用者の嗜好を献立に活かすため、図表1-8-1、図表1-8-2及び図表1-8-3を参考に「嗜好調査表」と「喫食調査表」を作成してみましょう。

図表1-8-1　嗜好調査表の例

```
                                    実施日：令和　　年　　月　　日
                            年齢　　　歳　性別（男・女）

　今回の食事について皆様のご意見をお聞きし、今後の参考にさせていただきたいと考えて
おります。アンケートにご協力お願い致します。

1．当てはまるところに〇印でお答えください。
(1)　食事の量はいかがでしたか？
　　　ごはん……………………………（　多い　・　ちょうどよい　・　少ない　）
　　　から揚げ…………………………（　多い　・　ちょうどよい　・　少ない　）
　　　サラダ……………………………（　多い　・　ちょうどよい　・　少ない　）
　　　漬物………………………………（　多い　・　ちょうどよい　・　少ない　）
　　　フルーツ（梨）…………………（　多い　・　ちょうどよい　・　少ない　）

(2)　食事の温度はいかがでしたか？
　　　ごはん……………………………（　あつい　・　ちょうどよい　・　つめたい　）
　　　から揚げ…………………………（　あつい　・　ちょうどよい　・　つめたい　）
　　　サラダ……………………………（　ぬるい　・　ちょうどよい　・　つめたい　）
　　　漬物………………………………（　ぬるい　・　ちょうどよい　・　つめたい　）
　　　フルーツ（梨）…………………（　ぬるい　・　ちょうどよい　・　つめたい　）

(3)　おかずの味つけはいかがでしたか？
　　　から揚げ…………………………（　濃い　・　ちょうどよい　・　薄い　）
　　　サラダ……………………………（　濃い　・　ちょうどよい　・　薄い　）

2．その他、ご意見・ご感想がありましたらお聞かせください。




                                        ご協力ありがとうございました。
```

図表1-8-2　喫食調査表の例（質問紙法）

令和　年　月　日（　）　クラス_____　班：_____　担当者：_____

献立区分	献立名	ほとんど全部食べた	2／3食べた	1／2食べた	1／3食べた	ほとんど食べていない	備考
主食	ごはん		○				
主菜	から揚げ	○					
副菜1	せん切りキャベツ・トマト			○			
副菜2	サラダ		○				
汁		―	―	―	―	―	
デザート	梨	○					
その他	漬物 経腸栄養剤（食品）	○					

図表1-8-3　喫食調査表の例（観察法）

令和　年　月　日（　）　クラス_____　班：_____　担当者：_____

献立区分	献立名	喫食量	備考
主食	ごはん	7／10	
主菜	から揚げ	10／10	
副菜1	せん切りキャベツ・トマト	5／10	
副菜2	サラダ	8／10	
汁	―	―	
デザート	梨	10／10	
その他	漬物 経腸栄養剤（食品）	10／10	

ポイント解説

1　嗜好調査

(1) 嗜好調査の目的

　利用者の嗜好は、顧客満足度（CS：Customer Satisfaction）を向上させる重要な要素である。料理や食品、調理法などの嗜好を正確に把握し、献立作成や調理法の検討に活用するために、定期的に嗜好調査を実施することが望ましい。

(2) 嗜好調査の方法

　嗜好調査の方法は、調査用紙に具体的な食品や献立名をあげて、○×の記載や嗜好の程度を点数化するなどの方法がある。また、利用者の嗜好傾向を把握するためには、年齢や性別の記載を求めることが望ましいが、遠慮のない多くの意見を引き出すために無記名とすることが多い。

　程度を示す尺度（点数化）としては、図表1-8-4がある。

Unit 1　計　画

図表1−8−4　好き・嫌いの程度を示す尺度（荒井式）

				好き	嫌い				2点法
			好き			嫌い			3点法
		ひどく好き	少し好き	普通（好きでも嫌いでもない）	少し嫌い	ひどく嫌い			5点法
	非常に好き	なかなかいける	いくらかいける		ちょっと嫌い	いただけない	ぜんぜんいただけない		7点法
最も好き	大好き	だいたい好き	やや好き		やや嫌い	だいたい嫌い	大嫌い	最も嫌い	9点法
9	8	7	6	5	4	3	2	1	

(3) 嗜好調査の評価

　一般的に嗜好は、年齢、性別、生活環境（家族構成、地域、気候等）といった要因によってさまざまである。すべての利用者に好まれる献立を作成することは困難であるが、より顧客満足度を向上させるためにも嗜好調査を定期的に実施し、献立にフィードバックすることが重要である。

> **ひとくちメモ**
>
> **聞き取りによる嗜好（喫食）調査**
>
> 　嗜好（喫食）調査は、利用者から本音を引き出せるように、定期的に訪問するなど直接聞き取ることも大切である。その際には、給食施設のなかでも特に大部屋へ訪問する時には、声（主張）の大きい利用者の意見が大勢となることがないようにするなど、その部屋の利用者の特性をつかんでおくことと、人間関係を構築することが重要である。

2　喫食調査（残菜調査）　—個別の利用者に対する調査—

(1) 喫食調査（残菜調査）の目的

　提供した食事は、すべて食されてはじめて栄養学的な効果が期待できる。喫食状況調査は、喫食率を向上させるために毎回の喫食状況を把握し、次回の献立作成の参考資料とする。なお、残菜調査は提供された食事のうち、実際に食べられなかった部分（残菜）を調査し、提供量との差を算出して喫食量を推定するものである。

　また、給食施設における栄養管理指針（令和3年3月　大阪府保険医療部）によれば、栄養管理の流れの中で「給食運営や栄養管理について施設全体で評価し、改善に取り組む。喫食量、残食量の把握」「提供された食事がどの程度摂取されたか等を把握する。」「施設の特性に応じて利用者一人一人の摂取量の把握、集団全体の残食量として料理別の把握等、

適切に実施する。」とされている。

(2) 喫食調査の方法

喫食調査には、図表1-8-5の方法がある。

図表1-8-5　喫食調査の方法

調査法	方　法
観察法	下膳時にどのような利用者が「主食」「主菜」「副菜」「汁物」「デザート」「その他」などについて何割程度喫食しているかを把握する。
質問紙法	利用者に調査票を配付し、「献立別」「材料別」に回答して喫食量を把握する。なお、精度を高めるには5点法以上が望ましい。
秤量法	献立別または料理別に容器（ポリバケツ等）を準備し、下膳時に個別に残菜を計量する。

(3) 喫食調査の評価

喫食率は高いことが望ましいが、献立別、材料別に把握することで、喫食率の低い献立を検討する。喫食率が低い主な原因として、①利用者に原因（体調、嗜好等）、②献立に原因（量、味つけ、食材、盛りつけ、調理法、温度等）、③その他の原因として異物混入、食堂の雰囲気、食器などが考えられる。

Unit 1　計 画

ひとくちメモ

塩にまつわる言葉

　塩は、古くから生活になくてはならないものであったため、塩にまつわる言い伝え、故事、ことわざは多い。それは、塩の大切さの表れでもある。ここでは、その一例を紹介する。

言葉	意味・語源など
塩梅（あんばい）	調理では、塩と酸が重要であることから、塩や酸味を加えて料理の味を引き立てることを意味する。酸を加えると濃い塩の濃度でもそれほど塩辛く感じず、まろやかになることから、料理の味加減はもちろん、さまざまな物事の具合や加減を意味するようになり、物事がうまくいくことを意味する言葉となった。
手塩にかける（てしお）	手塩とは、料理を好みの味にするために食膳のうえにのせてある塩のことで、そこから手元において世話をして育てることを「手塩にかける」といい、自ら世話をしていつくしみ育てる意味である。また、自分の手で塩をふり、時間をかけて漬け込む漬物や、掌いっぱいに塩をつけて握りしめるおむすびのように、昔から手に塩をつけて丹念にものをつくる行為には、愛情が込められている。
塩を踏む	世の中に出て、苦しい思いやつらい思いを重ねること。
塩加減	「うまいまずいは塩加減」ということわざがあるように、味の決め手は塩加減であるという意味で、塩加減ひとつで料理はおいしいと感じるか、まずいと感じるかが決まる。「塩加減」は、味の程合いから物事の程合いの決め手としても使われる。調味料にもいろいろあるが、そのなかでも微妙な違いで塩ほどに味を左右させる調味料は他にはなく、「塩味10年」といわれるように、塩の味つけをマスターするにはよほど熟練を要する。
サラリー	サラリーの語源は、「塩＋値段」という言葉の組み合わせであり、塩は、ラテン語で"sal"（サール）で、これに値段という言葉の"arium"（アリウム）がついて"salary"（サラリー）となり、給与の語源となった。古代ローマ帝国などで兵士などに給料として塩が支給されていた。

Unit 0
オリエンテーション

Unit 1
計　画

Unit 2
実　施

Unit 3
評価・改善

Unit 4
原価管理

Work 2-1　生産（調理）前の準備、点検等

> **実習の内容**
> 図表2−1−1の流れにそって、調理作業開始時の準備、点検等を行いましょう。
> 【使用するシート】 シート1　個人衛生管理表
> 　　　　　　　　 シート18　温度・時間等の点検表

ポイント解説

1 ▶ 調理作業前の工程の確認

調理作業に入る前には、図表2−1−1のような工程がある。

図表2−1−1　調理作業前の工程

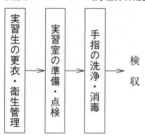

2 ▶ 更衣・衛生管理のポイント

更衣、衛生管理については、Work 0-2のとおりである。実習直前に衛生チェックを行い、個人衛生管理表に記入する。

3 ▶ 実習室の準備・点検のポイント

- 学内実習をスムーズに行うことができるように、必要な設備機器の電源を確認する。
- ガスの元コックを開ける。
- 給排気ファン及び空調のスイッチを入れる。実習室は十分な換気を行い、温度は25℃以下、湿度は80％以下に保つことが望ましい。

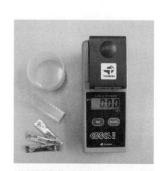

遊離残留塩素測定キットの例

- 実習室内の異臭や異物がないか確認する。また、冷蔵庫の温度、給湯、熱源などが正常に使用できるか点検する。
- 水質検査は、遊離残留塩素濃度が0.1mg/ℓ以上であること、色、にごり、味に異常がないこと、異物の混入がないことを確認する。

4 手洗いの手順とポイント

手洗いは、「大量調理施設衛生管理マニュアル」にそって、以下のように行う（図表2－1－2）。

図表2－1－2　手洗いマニュアル

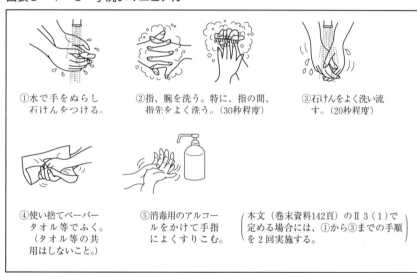

参考）冬場の手洗いは、水が冷たく敬遠されることがある。特に寒冷地では、手洗い設備を温水にすることが望ましい。
出所）「大量調理施設衛生管理マニュアル」（別添2）標準作業書

Work 2-2 検収と保管

実習の内容

① 食材（原材料）の検収・保管を行い、記録簿を作成しましょう。
　【使用するシート】シート19　検収及び保管時の記録表
　【特に準備するもの】表面温度計、秤、発注書
② 食材（原材料）を保存しましょう。

ポイント解説

1 ▶ 検収のポイント

● 食材の納品時、管理栄養士・栄養士、調理師などの調理従事者が必ず立ち会い、検収コーナーにて、品質、鮮度、品温（表面温度の測定）、数量、賞味期限などの表示、異物混入の有無などの点検を行い、検収簿に記入する（図表2−2−1）。異常があった場合

図表2−2−1　検収及び保管時の記録表の例【シート19】

令和元年9月30日（月）　クラス：＿＿＿＿＿　班：＿＿＿＿＿　担当者：＿＿＿＿＿

No.	検収の時刻	検収時の室温	保管場所	納入業者名	品目名	生産地	期限表示年月日	数量	鮮度	包装	品温	異物
1	12:30	25℃	常温食品庫	□□米穀店	米・精白米（水稲）	新潟	2014.9.20 とう精	9.5 kg	○	○	22℃	○
2	9:30	27℃	冷蔵庫	○○商店	若鶏・もも、皮つき	宮崎	注1	7.5 kg	○	○	6℃	○
3	14:30	26℃	冷蔵庫	△×青果店	しょうが・根茎	大阪	注2	200 g	○	○	27℃	注3
4	14:30	26℃	冷蔵庫	△×青果店	キャベツ	長野		5 kg	○	○	27℃	×
5	14:30	26℃	冷蔵庫	△×青果店	トマト	長野		3.2 kg	○	○	27℃	○
6	14:30	26℃	冷蔵庫	△×青果店	パセリ・葉	奈良	注4	120 g	×	○	27℃	注5
7	9:30	27℃	冷蔵庫	○○商店	鶏卵・全卵	大阪	2014.9.1	2.5 kg	○	○	26℃	○
8	14:30	26℃	冷蔵庫	△×青果店	レタス・サニーレタス・葉	長野	注5	2.2 kg	○	○	27℃	○
9	14:30	26℃	冷蔵庫	△×青果店	たまねぎ・りん茎—生	北海道		1.2 kg	○	○	27℃	○
10	14:30	26℃	冷蔵庫	△×青果店	青ピーマン—生	宮崎		1.3 kg	○	○	27℃	○
11	14:30	26℃	冷蔵庫	△×青果店	はつか大根・根	京都		30 g	○	○	27℃	○
12	14:30	26℃	常温食品庫	△×青果店	じゃがいも	北海道		6 kg	○	○	27℃	○
13	14:30	26℃	常温食品庫	△×青果店	サウザンアイランドドレッシング	東京	2016.12.31	1 L	○	○	25℃	○
14	14:30	26℃	冷蔵庫	△×青果店	大根・べったら漬	大阪	2015.10.15	2 kg	○	×	27℃	○
15	14:30	26℃	冷蔵庫	△×青果店	なし・日本なし—生	鳥取		25個	○	○	27℃	○
16									注6			

は、検収報告書などを作成し、情報を共有して、今後の検収（特に同一業者、食品）業務に活かす（図表2－2－2）。

● 現場では、契約時に業者指導を実施している。納入業者が適切な温度管理（保管・配送等）を行っているかについて、「大量調理施設衛生管理マニュアル」の「原材料、製品等の保存温度」を参考に確認する（図表2－2－3）。検収時に異常品が発見された場合は、返品とし良質品と交換させ、使用しない。

図表2－2－2　検収時の確認事項

注1：米の場合は消費期限はないので、とう精日（精米にした日）を書く。とう精後1か月以内がおいしく食べる目安である。
注2：計量確認したところ、発注量よりも少なかったため、13：00までに追加で納品を依頼した（納品伝票の確認）。
注3：葉に金属片の混入が見られたので返品し、17：00に再納品を依頼した。
注4：パセリがしおれていたため、17：00までに再納品を依頼した。
注5：消費期限が過ぎており、さらに保存状態（温度）が悪いため、17：00までに再納品を依頼した。品温は、乳製品や冷凍食品など、冷蔵（冷凍）配送が必要な食材は特に注意が必要である。
注6：包装に破損（破れ）が見られ、腐敗及び異物混入の可能性があるため、17：00までに再納品を依頼した。

図表2－2－3　原材料、製品等の保存温度

食　品　名	保存温度
穀類加工品（小麦粉、デンプン）	室温
砂　　　糖	室温
食　肉　・　鯨　肉	10℃以下
細切した食肉・鯨肉を凍結したものを容器包装に入れたもの	－15℃以下
食　　肉　　製　　品	10℃以下
鯨　　肉　　製　　品	10℃以下
冷　凍　食　肉　製　品	－15℃以下
冷　凍　鯨　肉　製　品	－15℃以下
ゆ　　で　　だ　　こ	10℃以下
冷　凍　ゆ　で　だ　こ	－15℃以下
生　食　用　か　き	10℃以下
生　食　用　冷　凍　か　き	－15℃以下
冷　　凍　　食　　品	－15℃以下
魚肉ソーセージ、魚肉ハム及び特殊包装かまぼこ	10℃以下
冷凍魚肉ねり製品	－15℃以下
液　　状　　油　　脂	室温
固　　形　　油　　脂 （ラード、マーガリン、ショートニング、カカオ脂）	10℃以下
殻　　付　　卵	10℃以下
液　　　　卵	8℃以下
凍　　結　　卵	－18℃以下
乾　　燥　　卵	室温
ナ　　ッ　　ツ　　類	15℃以下
チ　ョ　コ　レ　ー　ト	15℃以下
生　鮮　果　実　・　野　菜	10℃前後
生　鮮　魚　介　類（生食用鮮魚介類を含む。）	5℃以下
乳　・　濃　縮　乳 脱　　脂　　乳 ク　リ　ー　ム	10℃以下
バ　　タ　　ー チ　　ー　　ズ 練　　　　乳	15℃以下
清　涼　飲　料　水 （食品衛生法の食品、添加物等の規格基準に規定のあるものについては、当該保存基準に従うこと。）	室温

出所）「大量調理施設衛生管理マニュアル」（別添1）

Unit 2　実　施

- 検収済みの食材（原材料）は、食品ごとに50g程度ずつ清潔な容器（ビニール袋等）に密封して入れ、−20℃以下で2週間以上検食用として保存することが義務づけられている。
- 食材（原材料）は、洗浄、殺菌せず、購入した状態で保存する。

2　保管のポイント

- 検食採取後の原材料は、食肉類、魚介類、野菜類などに分類して保管する。
- 原材料の包装の汚染を持ち込まないように、段ボール・パッキンケースや新聞紙などを取り除き、それぞれ専用の清潔な蓋付きの容器に入れ替える。
- 適正な温度管理（図表2−2−4）のもとで専用の場所に保管し、原材料の相互汚染を防止する。
- 保管時間、保管庫内温度及び室温を記録しておく。

図表2−2−4　食肉類、魚介類、野菜類の保管の留意点

種　別	留意点
食肉類の保管	専用の清潔な容器に入れ替え、10℃以下（冷凍品の場合は−15℃以下）で保存する。
魚介類の保管	専用の清潔な容器に入れ替え、5℃以下（冷凍魚介類の場合は−15℃以下）で保存する。
野菜類・果実類の保管	専用の清潔な容器に入れ替え、10℃前後（冷凍品の場合は−15℃以下）で保存する。

3　検収・保管のための主な機器

(1)　表面温度計の特徴

　　検収時には、非接触の表面温度計を使用する。レーザー光線をあてれば、温度が数値で瞬時に計ることができる（Work 2−3、95頁写真参照）。

(2)　冷凍冷蔵庫の特徴

- 大量の食材を保管するためには、大型の冷蔵庫が必要である。写真は6枚の扉で庫内が仕切られており、右側上下2か所は冷凍庫、残りが冷蔵庫になっている。
- 保存する食品に応じて温度設定が可能である。

Work 2-2 検収と保管

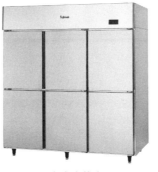

冷凍冷蔵庫
資料提供）㈱フジマック

ひとくちメモ

混入する可能性のある異物の例

混入する可能性のある異物の例は、以下のとおりである。万一、異物が混入した場合は、インシデントレポートの作成、危害分析、対策の検討・実施、情報の共有を行う。

人	髪の毛、傷テープ、指サック、ボタン
食品	昆虫、石、わら、砂、かび
調理器具など	金属片、木片、串、たわし
その他	輪ゴム、留め金、（段ボール）、クリップ、ホッチキス針、紙

〈対策〉①＿＿＿＿は、異物として混入する場合が多いため、極力、調理室内に持ち込まない。
②食品の異物は、下処理室で十分に確認する。
③食堂及び喫食場所には、植物を持ち込まない（昆虫混入の防止）。

Work 2-3　生産管理（調理工程）

実習の内容

図表2-3-1の流れにそって、調理作業を行いましょう。

【使用するシート】　シート18　温度・時間等の点検表
　　　　　　　　　シート20　米の重量変化記録表
　　　　　　　　　シート21　調理施設等の点検表①
　　　　　　　　　シート22　調理施設等の点検表②

ポイント解説

1　調理作業工程の確認

調理前の点検や検査を終えた後、実際の調理作業にとりかかる。調理作業の工程は、図表2-3-1のとおりである。

図表2-3-1　調理作業の工程

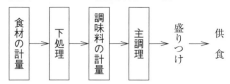

2　大量調理における衛生・安全面のポイント

大量調理の衛生・安全面については、「大量調理施設衛生管理マニュアル」を遵守する。そのなかでも、特に以下の点に留意する。

- 汚染作業区域と非汚染作業区域とを明確に区分する。
- 調理機器、シンクなどを使い分ける。例えば、包丁、まな板は色別に区分けし、肉類は赤色、魚類は青色、野菜類は緑色、調理済み食品は黄色などとする。
- 食品、小型調理用具（什器）などは、床面から60cm以上の場所で作業、保管する。
- 大量調理において使用する機器類は大型であり、効率的に作業を実施するには、使用機器の特徴を十分理解することが必要となる。また、安全面に配慮するとともに、床面に油、水、ゴミなどを落とさないように心がける。落ちた場合には、すぐに清掃する。

3 食材の計量のポイント

- 扱う食材の量が多いので、必ず計量を行う。
- 「1人当たり純使用量×人数」の食材を、廃棄部分は取り除いて計量する。
- 個数を単位として使用する食品について、不足がないか確認する。

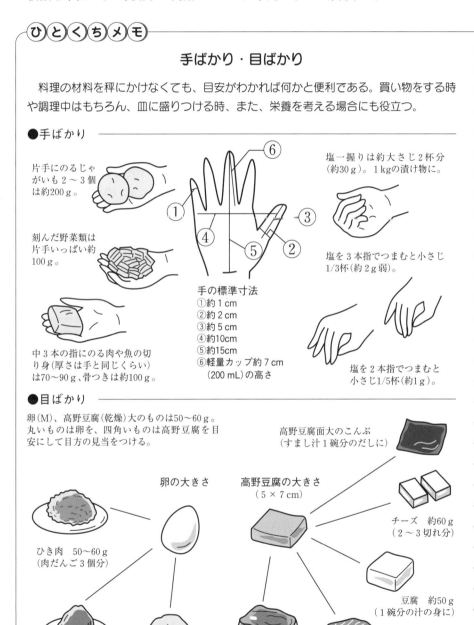

ひとくちメモ

手ばかり・目ばかり

料理の材料を秤にかけなくても、目安がわかれば何かと便利である。買い物をする時や調理中はもちろん、皿に盛りつける時、また、栄養を考える場合にも役立つ。

●手ばかり

片手にのるじゃがいも2～3個は約200g。

刻んだ野菜類は片手いっぱい約100g。

中3本の指にのる肉や魚の切り身(厚さは手と同じくらい)は70～90g、骨つきは約100g。

塩一握りは約大さじ2杯分(約30g)。1kgの漬け物に。

塩を3本指でつまむと小さじ1/3杯(約2g弱)。

塩を2本指でつまむと小さじ1/5杯(約1g)。

手の標準寸法
①約1cm
②約2cm
③約5cm
④約10cm
⑤約15cm
⑥軽量カップ約7cm(200mL)の高さ

●目ばかり

卵(M)、高野豆腐(乾燥)大のものは50～60g。丸いものは卵を、四角いものは高野豆腐を目安にして目方の見当をつける。

卵の大きさ
ひき肉 50～60g(肉だんご3個分)
味噌 50～60g(味噌汁5～6碗分)
根菜類 約50g

高野豆腐の大きさ(5×7cm)
高野豆腐面大のこんぶ(すまし汁1碗分のだしに)
チーズ 約60g(2～3切れ分)
豆腐 約50g(1碗分の汁の身に)
肉 約60g(1人分のカレー)
魚 約50g(さくどりにしたまぐろは5切れの刺身に)

出所)野々村瑞穂監修『改訂 料理辞典』文園社 2001年 132頁

Unit 2　実　施

4　下処理

(1)　下処理のポイント

- 食品間の汚染を防ぐために、野菜・果物などと、魚、肉、卵などを扱う調理台は別々にすることが望ましい。
- 食材ごとに汚れ、傷みなどを取り除く。傷みがある場合は、その分だけ食材を追加して準備する。
- 野菜、果物などは専用の調理台、まな板、包丁を用いて献立表の指示どおり、または料理に応じて適切な大きさにカットする。
- 大きさにばらつきが生じないように注意する。ばらつきがあると、火の通り方や調味、

図表2－3－2　原材料等の保管管理マニュアル

1．野菜・果物[注1]
① 衛生害虫、異物混入、腐敗・異臭等がないか点検する。異常品は返品又は使用禁止とする。
② 各材料ごとに、50ｇ程度ずつ清潔な容器（ビニール袋等）に密封して入れ、－20℃以下で2週間以上保存する。（検食用）
③ 専用の清潔な容器に入れ替えるなどして、10℃前後で保存する。（冷凍野菜は－15℃以下）
④ 流水で3回以上水洗いする。
⑤ 中性洗剤で洗う。
⑥ 流水で十分すすぎ洗いする。
⑦ 必要に応じて、次亜塩素酸ナトリウム等[注2]で殺菌[注3]した後、流水で十分すすぎ洗いする。
⑧ 水切りする。
⑨ 専用のまな板、包丁でカットする。
⑩ 清潔な容器に入れる。
⑪ 清潔なシートで覆い（容器がふた付きの場合を除く。）、調理まで30分以上を要する場合には、10℃以下で冷蔵保存する。

注1：表面の汚れが除去され、分割・細切されずに皮付きで提供されるみかん等の果物にあっては、③から⑧までを省略して差し支えない。
注2：次亜塩素酸ナトリウム溶液（200 mg/ℓ で5分間又は100 mg/ℓ で10分間）又はこれと同等の効果を有する亜塩素酸水（きのこ類を除く。）、亜塩素酸ナトリウム溶液（生食用野菜に限る。）、過酢酸製剤、次亜塩素酸水並びに食品添加物として使用できる有機酸溶液。これらを使用する場合、食品衛生法で規定する「食品、添加物等の規格基準」を遵守すること。
注3：高齢者、若齢者及び抵抗力の弱い者を対象とした食事を提供する施設で、加熱せずに供する場合（表皮を除去する場合を除く。）には、殺菌を行うこと。

2．魚介類、食肉類
① 衛生害虫、異物混入、腐敗・異臭等がないか点検する。異常品は返品又は使用禁止とする。
② 各材料ごとに、50ｇ程度ずつ清潔な容器（ビニール袋等）に密封して入れ、－20℃以下で2週間以上保存する。（検食用）
③ 専用の清潔な容器に入れ替えるなどして、食肉類については10℃以下、魚介類については5℃以下で保存する（冷凍で保存するものは－15℃以下）。
④ 必要に応じて、次亜塩素酸ナトリウム等[注4]で殺菌した後、流水で十分すすぎ洗いする。
⑤ 専用のまな板、包丁でカットする。
⑥ 速やかに調理へ移行させる。

注4：次亜塩素酸ナトリウム溶液（200 mg/ℓ で5分間又は100 mg/ℓ で10分間）又はこれと同等の効果を有する亜塩素酸水、亜塩素酸ナトリウム溶液（魚介類を除く。）、過酢酸製剤（魚介類を除く。）、次亜塩素酸水、次亜臭素酸水（魚介類を除く。）並びに食品添加物として使用できる有機酸溶液。これらを使用する場合、食品衛生法で規定する「食品、添加物等の規格基準」を遵守すること。

出所）「大量調理施設衛生管理マニュアル」（別添2）標準作業書

盛りつけなどが不均一となる。
- 必要に応じて、合成調理機（フードスライサー）、フードカッターなどを用いる。その場合、安全な作業を心がけ、取扱いには十分注意する。

「大量調理施設衛生管理マニュアル」によれば、「野菜及び果物を加熱せずに供する場合には、別添2（図表2-3-2）に従い、流水（食品製造用水として用いるもの。以下同じ。）で十分洗浄し、必要に応じて次亜塩素酸ナトリウム等で殺菌した後、流水で十分すすぎ洗いを行うこと。特に高齢者、若齢者及び抵抗力の弱い者を対象とした食事を提供する施設で、加熱せずに供する場合（表皮を除去する場合を除く。）には、殺菌を行うこと」とされている（「食品製造用水」と「次亜塩素酸ナトリウム等」については、142頁の注1、2を参照）。

(2) 下処理のための主な調理機器

❶球根皮むき機（ピーラー）
　全自動皮むき機のことで、里いも、じゃがいもなどの根菜類を効率よく、短時間で洗いながら皮をむく。

❷フードカッター
　人手でみじん切りの作業を行うように刃が食材に垂直にあたるため、食感よくカットできる。キャベツ、にら、たまねぎ、長ねぎなどの野菜類をカットするのに適している。

❸合成調理機（フードスライサー）
　刃の交換で丸せん切り、おろし、輪切り、角せん切りなどに対応でき、野菜類を短時間で切裁する。

❹洗米機（自動計量・水圧式）
- 自動計量
　下部が精米庫、上部が洗米機になっており、炊飯釜をセットして必要な米と水分量を設定すると自動的に計量、洗米、炊飯用の水の計量ができる。
- 水圧式
　水の循環による水圧によって洗米し、ゴミなどを取り除く。

❺ブレンダー
　野菜、果物、魚肉などの食材をミキシングすることができる。

Unit 2　実　施

図表2－3－3　主な下処理機器　資料提供）㈱フジマック（※）

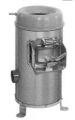
球根皮むき機（ピーラー）

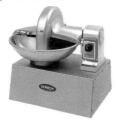
フードカッター

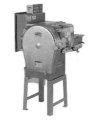
合成調理機（フードスライサー）

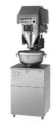
洗米機（自動計量）

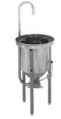
洗米機（水圧式）※

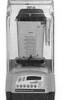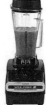
ブレンダー

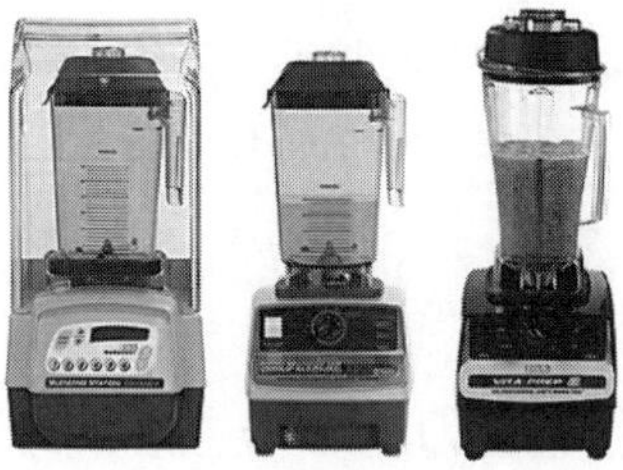

図表2－3－4　合成調理機のプレート

標準刃（一枚刃）

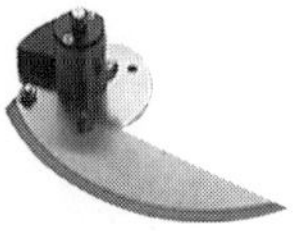

標準刃（二枚刃）

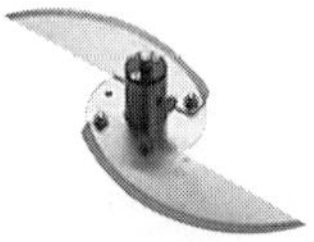

平切円板（輪切り）

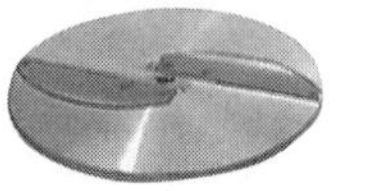

千切円板

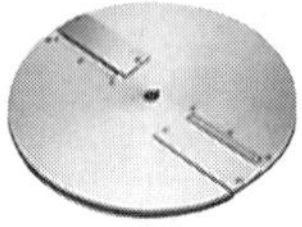

ささがき円板

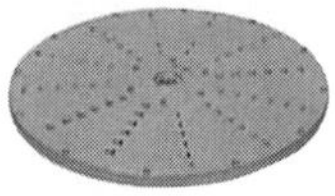

たんざく円板

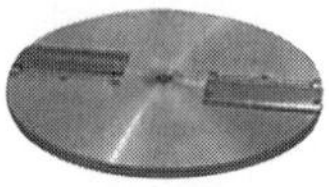

おろし円板

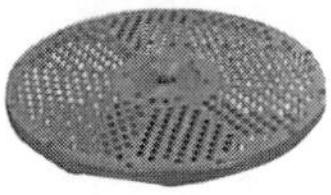

図表2－3－5　主な下処理機器の使用時のポイント

機器の名称	使用時のポイント
球根皮むき機（ピーラー）	廃棄量を少なくするため、操作時間は最小限にとどめる。じゃがいもなどでは芽とりが必要になる。
合成調理機（フードスライサー）〔コンベア式、コンベアなし（野菜切断機）〕	使用することによって大幅な効率化が図れるが、曲がったきゅうりなど形状にばらつきのある食材は、切断面に大小が生じるため注意が必要である。コンベア式は不衛生になりやすいため、使用後は洗浄とともに消毒・乾燥が重要である。また、コンベアがないものはシンプルな構造であるため、故障が少なく使いやすい。
洗米機（自動計量・水圧式）	水圧式の場合、長時間の使用は米の破損による味の低下が起こるため、洗米時間は3分程度とする。
ブレンダー	攪拌効率が高い。高齢者・介護福祉施設などではペースト食などへの利用が可能である。

ひとくちメモ

包丁の名称

包丁は、刃先、中央、刃元など刃の場所によって使い方がある。包丁を使いこなすために覚えておくことが大切である。

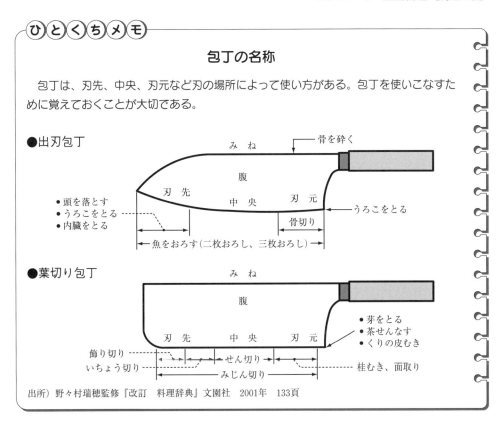

● 出刃包丁

● 菜切り包丁

出所）野々村瑞穂監修『改訂　料理辞典』文園社　2001年　133頁

5 調味料の計量

- 計量の際には、計算に間違いがないように注意する。
- 調味料は、献立表に指示された分量をあらかじめ調理する人数分だけ計量する。
- 計量には、スケールを用いた「重量」で計量するものと、計量カップなどを用いた「容量」で計量するものに分けられる。
- 計量には、重量で1kg以上、容量で1ℓ以上のものから、大量調理であっても香辛料のように少量しか必要としないものまで幅広い。

図表2－3－6　計量カップと計量スプーンの正しい使い方

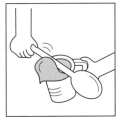
1カップ

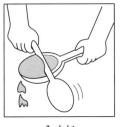
1さじ

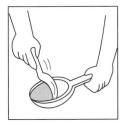
1/2さじ

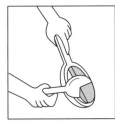
1/4さじ

図表2−3−7　調味料の重量及び塩分・糖分換算表

種　類	小さじ（5 mL）	大さじ（15 mL）	カップ（200 mL）
食塩	6 g	18 g	240 g
濃い口しょうゆ（塩分14.5%）	6 g→塩分0.9 g	18 g→塩分2.6 g	230 g→塩分33.4 g
うす口しょうゆ（塩分16.0%）	6 g→塩分1.0 g	18 g→塩分2.9 g	230 g→塩分36.8 g
淡色辛みそ（塩分12.4%）	6 g→塩分0.7 g	18 g→塩分2.2 g	230 g→塩分28.5 g
ウスターソース（塩分8.5%）	6 g→塩分0.5 g	18 g→塩分1.5 g	240 g→塩分20.4 g
トマトケチャップ（塩分3.1%）	5 g→塩分0.2 g	15 g→塩分0.5 g	230 g→塩分7.1 g
マヨネーズ（全卵）（塩分1.9%）	4 g→塩分0.1 g	12 g→塩分0.2 g	190 g→塩分3.6 g
有塩バター（塩分1.9%）	4 g→塩分0.1 g	12 g→塩分0.2 g	180 g→塩分3.4 g

注）日本食品標準成分表2020年版（八訂）より算出。

6　主調理

(1)　主調理の特徴

　大量調理の主調理では、少量調理に比べて以下のような特徴がある。それらを十分把握し、時間や作業を工夫して標準化することが望ましい。
- 調理時間がかかる。
- 加熱後の余熱が大きい。
- 仕上がりを一定にすることが難しい。
- 煮くずれを起こしやすい。

　以上のうち、特に余熱について、少量調理に比べて余熱による影響が大きいため、加熱調理の際には火が通りすぎないように注意が必要である。

　加熱調理食品は、「大量調理施設衛生管理マニュアル」(別添2)（図表2−3−9）に従い、中心温度計を使用して中心温度の測定を確実に実施し、温度・時間等の点検表に記録する。

　加熱調理後、食品を冷却する場合には、冷却機を用いるなどして、30分以内に中心温度を20℃付近（又は60分以内に10℃付近）まで下げるよう工夫する。この場合、冷却開始時刻、冷却終了時刻を記録する。

❶炊飯のポイント
- 立体式の炊飯器を用いる場合が多く、容量に見合った量の米を用いる。
- 米の重量の1.3〜1.4倍の水分を加える。
- 水温に応じて30分程度浸漬する。
- 自動式では、点火から消火までに要する時間は25分ほど、蒸らしは15分ほどとなる。
- 炊飯による米の重量変化は、品種、時期などにより異なる。炊き上がりを一定にするた

図表2-3-8　米の重量変化記録表【シート20】

令和　　年　　月　　日（　）　クラス：_____　班：_____　担当者：_____

記録する項目	計算式など	点検結果
1人当たりの米重量	①	80 g
食数	②	50食
予備食数（釜への付着分、保存食などを考慮する）	③	5食
水温	計測	20℃
炊飯する米の重量	①×（②+③）= A	A　4.4 kg
水の重量	B	B　5.8 kg
釜の重量（蓋別）	釜の重量 = C	C　6.0 kg
総重量	A + B + C = D	D　16.2 kg
洗米後の米の重量	E	E　4.7 kg
炊飯開始時刻	計測	11時00分
炊き上がり時刻	計測	11時20分
炊飯時間	計測	20分
炊き上がり総重量（蓋別）	F	F　15.6 kg
炊き上がり飯量	F − C = G	G　9.6 kg
洗米による重量変化【米：A→米（洗米後）：E】	E／A×100	106.8%
炊飯による重量変化【米：A→炊き上がり飯量：G】	G／A×100	218.2%

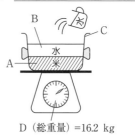

D（総重量）=16.2 kg

はかりの目盛りが総重量(D)となるまで水を入れる※。

使用した米の情報	
銘柄	こしひかり
産地	福井県
精米日	○.10.15
献立	
(ご飯)・混ぜご飯・寿司飯・他（　）	
炊き上がり	
やわらかい　5・4・3　②　1　固い	

注)※炊飯による重量変化は、米重量が同じ場合でも複数の釜で炊けば条件が異なり、同じにならない。それぞれの変化について調べてみるとよい。

めに、加熱による水の蒸発率を把握し、加水量を決める必要がある。

❷ゆで物のポイント

十分な水分量で調理することで、材料を入れた際の温度低下を防ぐ。一般に、根菜類やいも類、かぼちゃなどは火が通りにくいため、水からゆで、葉物野菜や枝豆、ブロッコリーなどは、湯からゆでることで色合いを保つ。また、下ゆでをすることで、①火の通りをよくする（根菜類、いも類等）、②臭みをとる（肉、魚等）、③アクを抜く（ほうれんそう、しゅんぎく等）、④ぬめりをとる（さといも）などの効果がある。

❸煮物のポイント

煮汁のなかで食品を加熱する方法である。少ない煮汁で煮る「煮つけ」(魚)、煮汁がなくなるまで煮る「煮しめ」(根菜類、こんにゃく等)、十分な煮汁で長時間煮る「煮込み」(おでん、シチュー)、うす味の煮汁でゆっくり味を含ませる「含め煮」(高野豆腐、いも類)などがある。

Unit 2　実　施

❹炒め物のポイント

　高温、短時間で調理することによって食品の色が保たれ、栄養素の損失を最小限にすることができる。また、食品の風味を生かすために、あらかじめ食材、調味料、調理器具を準備して手早く作業する。なお、仕上がりを均一にするために食材の大きさをそろえ、熱の通りにくいものはあらかじめ熱を加えておく。

❺揚げ物のポイント

　油のなかで加熱し、加熱時間も短いため、うま味成分を逃しにくく、栄養素の損失も少ない調理法である。油温が設定した温度に達したことを温度計で確認した後に食品を投入する。均一に加熱するためには、1回当たりの食材投入量を標準化し、投入したすべての食品を引き上げてから次の食品を投入するようにする。

❻焼き物のポイント

　食材の大きさを均一にし、加熱温度と時間の調整により、焼きむらのないように調理を

図表2−3−9　加熱調理食品の中心温度及び加熱時間の記録マニュアル

1．揚げ物
① 油温が設定した温度以上になったことを確認する。
② 調理を開始した時間を記録する。
③ 調理の途中で適当な時間を見はからって食品の中心温度を校正された温度計で3点以上測定し、全ての点において75℃以上に達していた場合には、それぞれの中心温度を記録するとともに、その時点からさらに1分以上加熱を続ける（二枚貝等ノロウイルス汚染のおそれのある食品の場合は85〜90℃で90秒間以上）。
④ 最終的な加熱処理時間を記録する。
⑤ なお、複数回同一の作業を繰り返す場合には、油温が設定した温度以上であることを確認・記録し、①〜④で設定した条件に基づき、加熱処理を行う。油温が設定した温度以上に達していない場合には、油温を上昇させるため必要な措置を講ずる。

2．焼き物及び蒸し物
① 調理を開始した時間を記録する。
② 調理の途中で適当な時間を見はからって食品の中心温度を校正された温度計で3点以上測定し、全ての点において75℃以上に達していた場合には、それぞれの中心温度を記録するとともに、その時点からさらに1分以上加熱を続ける（二枚貝等ノロウイルス汚染のおそれのある食品の場合は85〜90℃で90秒間以上）。
③ 最終的な加熱処理時間を記録する。
④ なお、複数回同一の作業を繰り返す場合には、①〜③で設定した条件に基づき、加熱処理を行う。この場合、中心温度の測定は、最も熱が通りにくいと考えられる場所の一点のみでもよい。

3．煮物及び炒め物
　調理の順序は食肉類の加熱を優先すること。食肉類、魚介類、野菜類の冷凍品を使用する場合には、十分解凍してから調理を行うこと。
① 調理の途中で適当な時間を見はからって、最も熱が通りにくい具材を選び、食品の中心温度を校正された温度計で3点以上（煮物の場合は1点以上）測定し、全ての点において75℃以上に達していた場合には、それぞれの中心温度を記録するとともに、その時点からさらに1分以上加熱を続ける（二枚貝等ノロウイルス汚染のおそれのある食品の場合は85〜90℃で90秒間以上）。
　なお、中心温度を測定できるような具材がない場合には、調理釜の中心付近の温度を3点以上（煮物の場合は1点以上）測定する。
② 複数回同一の作業を繰り返す場合にも、同様に点検・記録を行う。

出所）「大量調理施設衛生管理マニュアル」（別添2）標準作業書

図表2-3-10 揚げ油の適温

温度（℃）	特　徴	揚げ物の種類
150〜160	水分の少ないもの、色を美しく揚げたいもの	のり、大葉、パセリ、しゅんぎく、冷凍コロッケ
160〜170	火の通りにくいもの、2度揚げする時の1度目、ふっくらさせたいもの	いも類、れんこん、野菜てんぷら、フリッター、ドーナツ
170〜180	一般的な揚げ物	魚類のてんぷら、ちくわ、カツ、から揚げ
180〜190	水分の多いもの、長時間揚げるとまずくなるもの	コロッケ、フライ、かき揚げ、揚げだし豆腐、いかの天ぷら

行う。

❼蒸し物のポイント

　栄養素の損失が少なく素材の持ち味を引き出す調理法であるため、アクが少ない食材に向いている調理法である。また、加熱温度によって品質が決まる。

❽調味のポイント

　一般に調理する量が多くなればなるほど、少量調理に比べて調味料は少なくて済む。あらかじめ計量した調味料を一度にすべて使用するのではなく、まずは80％程度を使用した後、味見を行い、必要に応じて残りを加えることで味が濃くなることを防ぐ。また、調味を均一にするためには、調理による重量の変化を一定にする必要がある。煮物や汁物の場合は、水分量の影響が大きいため、蒸発分を考慮する必要がある。

(2) 主調理のための主な調理機器

❶レンジ（ガス式、IH式、電熱式）

　加熱調理機器であるレンジは、点火方式、バーナーの種類や配列などのほか、ガス、電気または電磁誘導加熱（IH：Induction Heating）といった熱源によってさまざまな種類がある。

❷立体炊飯器（ガス式、蒸気式、電熱式）

　炊飯釜が複数セットできるとともに、蒸気温度を感知し、炊き上がりを制御する。省スペースで大量の炊飯が可能である。一般的には自動炊飯式が多いため、無洗米を使用する場合には、吹きこぼれによる立ち消えに注意する。なお、無洗米対応及び手動式の場合は問題ない。

❸回転釜（ガス式、蒸気式、電気式等）

　大量の食材を煮る、ゆでる、炒める場合などの加熱料理で幅広く利用される。ドライシ

Unit 2 実　施

ステム対応のものもある。

❹ 平底回転釜（ティルティングパン・ブレージングパン）

　平底の回転釜で、煮る、焼く、炒める、揚げるなどの調理が可能である。主に、煮魚、卵料理、ハンバーグ、揚げ物などに使用する。

❺ スチームコンベクションオーブン（コンビオーブン）（電気式、ガス式）

　スチームコンベクションオーブンは、熱風と蒸気を併用して加熱温度や湿度の調整などにより、焼く、蒸す、煮る、炒めるといった多種類の調理が可能である（図表 2 - 3 - 11）。中心温度の測定が可能で、芯温設定が可能な機種が多いため、T-T・T（time-temperature tolerance：時間-温度・許容限度）への応用や、再加熱、保温、真空調理、冷凍食品の解凍などにも活用できる。また、肉類と野菜類など異なった食材を同時に調理することも可能である。

❻ フライヤー

　一度に大量の揚げ物を調理する場合に使用する。自動フライヤーは、油の温度を一定に保つことができ、仕上がりの均一化が図れる。一槽式（写真）と二槽式とがあるが、一槽当たり約20kgの油が必要である。

❼ 急速冷却機（チラー）（空冷式、水冷式）

　冷却機には、空冷式のブラストチラー（写真）と水冷式のタンブルチラーとがある。加熱後の料理を急速冷却する場合に用いる。

　クックチル方式などの急速冷却に用いる場合には、底の深いホテルパンでは冷却効率が悪くなるため、浅いものを使用する。

図表 2 - 3 - 11　スチームコンベクションオーブンを使用した調理例

調理名	形　状	調理モード	調理温度	調理時間
ハンバーグ（生）	150g／個	スチーミング＋ホットエアー	220℃	10分
焼き魚	100g／切	ホットエアー	270℃	5分
煮魚	100g／切	スチーミング＋ホットエアー	180℃	15分
ローストチキン	1kg／羽	ホットエアー	190℃	35分
シュウマイ（冷凍）	16g／個	スチーミング	100℃	12分
じゃがいも	30g／切	スチーミング	100℃	15分
ブロッコリー	25g／房	スチーミング	100℃	5分
茶碗蒸し	φ90m/m碗	スチーミング	85℃	15分
クロワッサン（冷凍発酵済）	50g／個	コンビスチーミング→ホットエアー	85℃	15分

出所）㈱フジマック　コンビオーブン説明書より

図表2-3-12　主な調理機器　資料提供）㈱フジマック（※）

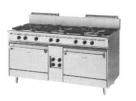
レンジ（ガス式）※

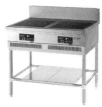
レンジ（IH式）※

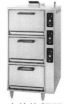
立体炊飯器※

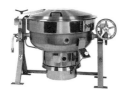
回転釜
（ガス式、ドライシステム対応）

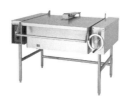
平底回転釜※
（ティルティングパン・ブレージングパン）

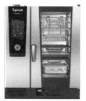
スチームコンベクションオーブン※
（コンビオーブン）

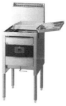
フライヤー※

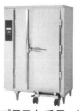
ブラストチラー※
（急速冷却機）

図表2-3-13　主な調理機器等の使用時のポイント

機器の名称	使用時のポイント
レンジ（ガス式・IH式・電熱式）	ガスの利用効率を高めるため、こまめに火力を調節する。IH式では、細かな火力調節、時間管理が可能である。
立体炊飯器（電気式・ガス式・蒸気式）	炊飯能力の100％で炊飯すると沸騰時間が長くなるため、おいしく炊き上げるためには80％程度の米を使用する。無洗米を使用する場合は、糠成分の吹きこぼれによる立ち消えに注意する。また、無洗米であっても、軽くゆすぐことで余分な糠やほこりを取り除くことが望ましい。
回転釜	釜の中心部では熱の対流が異なるため、煮物などでは攪拌が必要である（中心部の食品は芯温上昇が遅い）。
平底回転釜（ティルティングパン、ブレージングパン）	ハンバーグ、卵料理のほか、煮くずれしやすい魚の焼・煮にも有効である。また、おでんは盛りつけ時に具材がよくわかる。
スチームコンベクションオーブン（コンビオーブン）	機種によって設定温度が芯温、庫内温度など異なるため、確認が必要である。マイコン内蔵型では、機器に添付されているレシピを参考に献立計画を作成する。
フライヤー	大量の食材投入は、急な油温低下につながるため、油量の10％程度にとどめる。
冷却機（チラー） 　空冷式：ブラストチラー 　水冷式：タンブルチラー	クックチル（フリーズ）システムでの利用を主目的として開発されたが、下ゆで後の冷却、ゼリーや寒天などの冷却に使用することで、細菌繁殖の活発な食中毒危険温度帯（100頁参照）を短時間で通過することができる。
温蔵庫	加熱調理後の食品を、出来たての温度、食感に保つことができる。東北・北海道などの寒冷地では、その効果を発揮し、多くの給食施設で使用されている。
真空包装機	少量の調味料での味つけや、衛生的に低温調理（65℃程度）することが可能である。

(3) 主な小型調理用具（什器）

調理を行うには、各種の小型調理用具（什器）を用途に応じて準備する必要がある。主な小型調理用具は、図表2－3－14のとおりである。また、サイズや材質は多くの種類があり、特に材質の違いによって洗浄や消毒、手入れの方法が異なるので注意が必要である。

図表2－3－14　主な小型調理用具類（什器類）

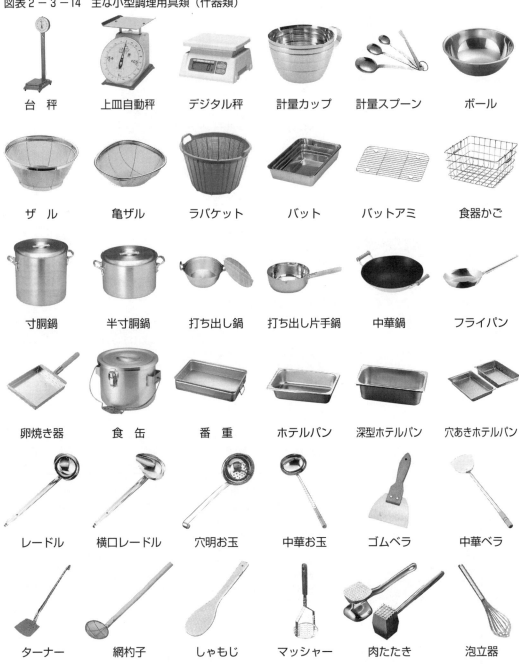

Work 2-3 生産管理（調理工程）

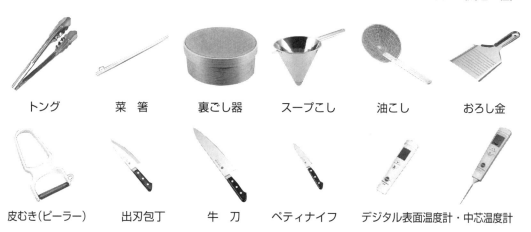

トング	菜箸	裏ごし器	スープこし	油こし	おろし金
皮むき（ピーラー）	出刃包丁	牛刀	ペティナイフ	デジタル表面温度計・中芯温度計	

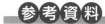
参考資料

図表2-3-15　野菜の基本的な切り方

名 称	図	切り方	多く用いる材料	応用料理
小口切り		主に細長い材料を、端から繊維に直角に切る。	にんじん きゅうり ねぎ	煮物 酢の物 薬味用
輪切り		円筒形、または球形のものを切り口が円になるように切る。厚さは用途により適宜0.6～2cmくらいの厚さに小口から切る。	だいこん にんじん ごぼう	煮物 揚げ物 汁物
半月切り		輪切りの一種で円筒形、または球形のものを縦半分に切り、それをさらに小口から切る。	だいこん にんじん かぶ 小いも	煮物 汁物
いちょう切り		輪切りの一種で円筒形、または球形のものを縦に十文字に切り、それをさらに小口から切る。	だいこん にんじん いも類	煮物 汁物 サラダ
斜め切り （笹切り）		輪切りの一種で円筒形のものを小口から斜めに切る。	ねぎ きゅうり ごぼう	汁物 炒め物
くし形切り		①半月形に両端を切り落とした形。円筒形の材料を縦半分に切り、弓なり状の両端を切り落として小口から切る。 ②球形や長円形の材料を中心に向かって放射状に切る。	じゃがいも たまねぎ レモン りんご	揚げ物 焼き物 飾り
拍子木切り （算木切り）		細長い棒状に切る。長さ4～5cmで1cm角の太さが標準。	だいこん かぶ いも類	煮物 揚げ物

Unit 2　実　施

名　称	図	切り方	多く用いる材料	応用料理
さいの目切り		拍子木切りにした材料を、サイコロの小口切りにする。 大きさによって呼び方を区別する。 　　かのこ………0.5cm角くらい 　　あられ………0.7cm角くらい 　　さいの目……1cm角くらい 　　角切り………1cm角以上	だいこん にんじん いも	たきこみごはん サラダ
せん切り		5～6cmの長さで薄切りにし、それをさらに小口から細く切る。	だいこん にんじん うど きゅうり	サラダ 酢の物 刺身のけん 汁物
千六本		せん切りの一種で、マッチの軸ほどの太さに切る。	だいこん じゃがいも にんじん	炒め物 サラダ
みじん切り		せん切りにした材料をさらに小口から細かく刻む。	たまねぎ にんじん パセリ	炒め物 薬味用
針切り		針のようにごく細く切る。	しょうが	薬味 飾り
色紙切り		色紙の形に薄く切る。厚さは1～2mm程度。	だいこん	煮物
短冊切り		七夕の短冊の形に薄く切る。 横1cm、縦3～5cm、厚さ1～2mmの長方形。	だいこん うど にんじん	煮物 汁物 和え物
かつらむき		長さ5～20cmのだいこんなどを左手で回しながら、皮をむく要領で0.5mmくらいの厚さでくるくると中身までむき続ける。	だいこん にんじん きゅうり うど	酢の物 煮物
乱切り （回し切り）		材料を回しながら、不規則に材料を切る。	にんじん ごぼう じゃがいも	煮物
ささがき		材料を回しながら、鉛筆を削るようにして笹の葉状に薄く細長くそぐ。太いものは二つ割りか四つ割りにしてそぐ。	ごぼう うど	きんぴら 炊き込みごはん
面とり		輪切りや乱切りなどに切ったままの鋭い角をそのままで煮ると、材料同士が傷ついたり煮くずれしたりするので、体裁よく煮上げたい場合、煮る前に切り口の角々をもとの線にそって削り取る。	だいこん にんじん かぶ、八つ頭 くわい かぼちゃ	高級料理の うま煮 ふくめ煮 煮込み用
薄切り （へぎ切り）		包丁を寝かせて手前にすべらせながら素材を薄く切る。短冊切りよりもさらに薄く切る。	肉 魚	炒め物 焼き物

Work 2-3 生産管理（調理工程）

駒の爪 （えぼし切り）		左手のほうは動かさずに最初は斜め切り、ちょっと間をおいて次にまっすぐに輪切りにする。切る間隔は適宜。	ごぼう	煮物
白髪切り （糸切り）		①かつらむきしたものを軽く巻いて小口から細く切る。 ②何枚か重ねて縦に繊維にそって細く切る。	きゅうり だいこん うど にんじん 白ねぎ	刺身の けん・つま 酢の物 和え物

出所）野々村瑞穂監修『改訂　料理辞典』文園社　2001年　142～147頁を改変

Work 2-4　提供管理（盛りつけ作業）

実習の内容

①図表2-4-1の流れにそって、盛りつけを行いましょう。
　　【特に準備するもの】ビニール手袋、マスク、消毒用アルコール
②調理後の食品の取扱いについて衛生管理、時間管理を行いましょう。
　　【使用するシート】 シート21　調理施設等の点検表①
　　　　　　　　　　　シート22　調理施設等の点検表②

ポイント解説

1　盛りつけの作業工程の確認

- 料理は最初に目で見て味わうため、食器の選択とともに盛りつけが重要となる。

図表2-4-1　盛りつけの手順

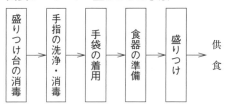

盛りつけ台の消毒 → 手指の洗浄・消毒 → 手袋の着用 → 食器の準備 → 盛りつけ → 供食

2　盛りつけ手順のポイント

- 供食時間から逆算して、献立別の盛りつけ開始時間と人員配置を決定する。
- 調理後の食品は適切な温度管理を行い、調理後2時間以内で喫食できるように努める（適時適温）。

3　衛生管理のポイント

- 盛りつけ前に、帽子、マスクなど衣服の再点検と、手指の洗浄及び消毒を行う。
- 食品に直接手で触れる場合には、ビニール手袋などを着用する。
- 蓋やラッピングをすることで、ほこりや水はねなどによる二次汚染を防止する。
- 消毒済み（消毒用アルコール、熱湯等）の器具、食器を使用する。

4 盛りつけのポイント

(1) 均一に盛りつける

- 献立、仕上がり量から1人当たりの盛りつけ量を計算し、偏りのないよう分量、素材、煮汁、水分量など均等に盛りつける。
- 汁などは、容量の明確な玉杓子やレードルを使用し、作業能率を向上させる。汁はねや汁が容器に付着することを防ぐためには、横口レードルを使用する。

(2) きれいに盛りつける

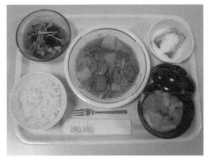

盛りつけの例

- 色彩を考えて食材を配置する。また、鉢盛の場合は山の形にするなどバランスよく盛りつける。
- 食器に絵柄がある場合には、盛りつけの時に、その絵柄が利用者にわかるような向きで全員同じようにそろえて配置する。
- 盛りつけの時には、食器のまわりが汚れないように注意する。汚れた場合は、丁寧に拭き取る。

(3) 適時適温で提供する

- 温かい物は温かく、冷たいものは冷たく提供する。
- 盛りつけ順は、原則として冷めてもよいものから盛りつける。
- ウォーマーテーブル、コールドテーブル、保温・保冷配膳車（保温配膳車）など適温供食のための機器を利用する。

図表2-4-2　主な盛りつけ・配膳機器　資料提供）㈱フジマック

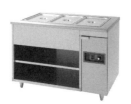
ウォーマーテーブル

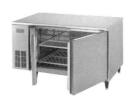
コールドテーブル

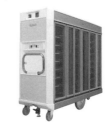
保温・保冷配膳車（保温配膳車）

Unit 2　実　施

図表2－4－3　料理飲食時の適温例

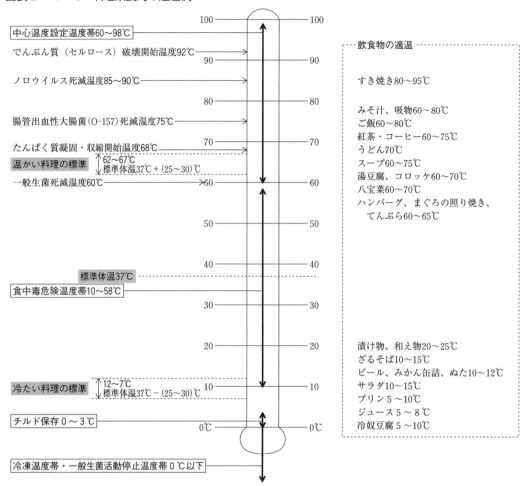

図表2－4－4　調理後の食品の温度管理に係る記録の取り方について
　　　　　　（調理終了後提供まで30分以上を要する場合）

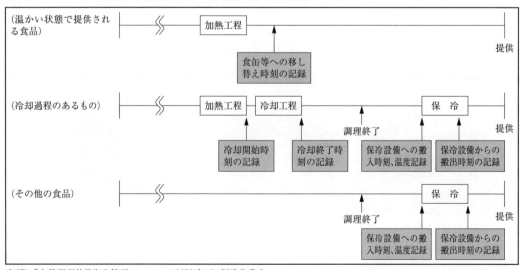

出所）「大量調理施設衛生管理マニュアル」（別添3）標準作業書

5 食器選びのポイント

- 見た目がきれいで扱いやすく、耐久性に優れ、衛生的であることが重要である。
- 安全な材質の食器を用いる。主に磁器、樹脂製のものがよく使用されているが、直接食品がふれ、口に含むものであるため、環境ホルモンの溶出などに注意する。
- 取扱いに際しては、大量に扱った場合の重量、嵩(かさ)、重ね具合、耐久性、価格など使用目的によって総合的に判断し、選択することが望まれる。
- 料理の出来栄えにも影響を及ぼす。明るく清潔感があり、飽きのこないデザイン、色、形を選ぶようにする。食器の種類は、さまざまな献立に対応できるようにある程度そろえておく必要がある。

> **ひとくちメモ**
>
> **適温管理の注意事項**
>
> 飲食物の適温は、食事環境や季節により変動するとともに、嗜好などに個人差がある。特に児童福祉施設や高齢者・介護福祉施設などでは、利用者によって配慮が必要となる。例えば、認知症などの利用者に対するお粥、みそ汁など温かい食事を提供する時は、火傷の恐れがあるため注意が必要である。

Unit 2 実 施

表2－4－5　主な食器の種類と容量

種 類	形 状	横(mm)	縦(mm)	高さ(mm)	7分目(mL)	満水(mL)	重 量(g)	用 途
飯椀　大		136	－	66	290	490	140	飯、丼物
飯椀　中		126	－	61	230	380	116	
飯椀　小		113	－	55	170	280	55	
うどん丼		171	－	84	770	1300	245	麺類
そば丼		172	－	70	390	770	205	
多用鉢		185	－	66	700	1100	240	スープ、カレーなど
皿		190	－	25	－	－	168	和・洋・中を兼ねる絵柄を選択すると用途が広がる。盛りつけ量に合わせて大きさを選ぶ。
皿		165	－	28	－	－	125	
皿		130	－	22	－	－	68	
皿		90	－	16	－	－	30	
角皿		165	125	24	－	－	111	てんぷら、焼物など
煮物椀		130	130	40	210	355	105	煮物
小鉢（小容量）		105	－	52	150	225	76	和え物、煮物、サラダ
小鉢（大容量）		140	－	48	300	470	135	
汁椀		124		59	180	350	125	汁物
むし椀		81	－	75	150	240	98	茶碗蒸し
湯呑		93	－	60	130	230	72	飲物
マグカップ		75	106	83	160	215	95	スープ、飲物
自助食器		151	139	51	200	335	135	喫食訓練用（スプーン使用）

注）大きさ、形状は製造元により異なる。
資料提供）信濃化学㈱

Work 2-4 提供管理（盛りつけ作業）

図表2-4-6 食器の材質と特性

	材 質	耐熱温度（℃）	電子レンジ	比重	酸	アルカリ	重量	耐衝撃性	主な用途	その他
熱硬化性	メラミン樹脂（MF）	120	不可	1.5	△	○	やや重い	やや破損しやすい	食器全般、容器	最も固いプラスチック食器である。熱伝導率が低く、保温性が高い。自由に絵付けが可能である。重量が陶磁器の約1/2〜2/3である。
	FRP樹脂（UP）	150	不可	1.7〜2.2	○	○	やや重い	やや破損しやすい	トレイ	ガラス繊維で強化されており、ヘルメットやボート船体にも使用されている。
熱可塑性	ポリプロピレン（PP）	120	可	0.9	○	○	軽い	破損しにくい	食器全般、食器カバー（蓋）	西瓜、トマトケチャップ、カレーなどの着色汚染がある。安価で加工性が高い。水に浮く。
	耐熱ポリプロピレン（PP）	140	可	1.1	○	○	軽い	破損しにくい	電子レンジ用容器、食器カバー（蓋）	西瓜、トマトケチャップ、カレーなどの着色汚染がある。電子レンジ用PP。
	高比重ポリプロピレン（PP）	130	可	1.1	○	○	軽い	破損しにくい	食器全般、食器カバー（蓋）	西瓜、トマトケチャップ、カレーなどの着色汚染がある。
	ポリカーボネート（PC）	130	不可	1.2	○	△	やや重い	破損しにくい	容器（透明）、箸	加水分解（1,000時間以上の蒸気でぼろぼろになる）が起こるとほとんどない。食品の色素着色
	ポリアミド樹脂（PA）	220	可	1.5	○	○	やや重い	破損しにくい	箸	トマトケチャップ、カレーなど着色汚染がある。ガラス繊維で強化されている。
	ポリフェニレンサルファイド（PPS）	220	可	1.6	○	○	やや重い	破損しにくい	箸	ガラス繊維で強化されている。
	ポリエーテルスルホン（PES）	150	可	1.4	○	○	やや重い	破損しにくい	容器（琥珀色）	電子レンジ用、機内食用食器に使用されている。
	シンジオタクチックポリスチレン（SPS）	250	可	1.1	○	○	軽い	破損しにくい	箸	トマトケチャップ、カレーなど着色汚染がある。ガラス繊維で強化されている。
	ABS樹脂	80	不可	1.1	○	○	軽い	破損しにくい	漆器調のトレイ、丼、椀、箸など	塗り物用食器全般に使用されている。消毒保管庫に対応している。安価である。
	耐熱ABS樹脂	100	不可	1.1	○	○	軽い	破損しにくい	漆器調のトレイ、丼、椀、箸など	塗り物用食器全般に使用されている。消毒保管庫80℃に対応できる。
	超耐熱ABS樹脂	120	不可	1.1	○	○	軽い	破損しにくい	漆器調のトレイ、丼、椀、箸など	塗り物用食器全般に使用されている。消毒保管庫90℃に対応できる。消毒保管庫対応松花堂弁当。

注1）「酸」とは、食品（食酢）以外の酸性物質をさす。「アルカリ」とは、食品以外のアルカリ物質をさす。機械洗浄用洗剤は強アルカリ洗剤が多い。なお、手洗い用洗剤は中性洗剤である。
2）消毒保管庫設定温度80℃→吹き出し口195℃ 消毒保管庫設定温度90℃→吹き出し口105℃ 設定温度より、吹き出し口は15℃高い。

Work 2-5　検食と保存食

実習の内容
①栄養士役は、食事提供前に「検食」を行い、検食簿に記録しましょう。
　【使用するシート】シート23　検食簿
②調理した食品を保存食として採取しましょう。

ポイント解説

1　検食のポイント

- 検食とは、利用者に提供する食事が栄養面から質や量が適当であるか、また、食品衛生の見地から異物の混入や加熱状況などの衛生面に問題はないか、さらに経済面、嗜好面、調理面などについて責任者が総合的に評価することで、結果は検食簿として記録、保管する。
- 検食は、食事を提供する前に実施する。
- 評価及び総合評価、所見は、次回の献立や作業工程計画に活かす。
- 衛生面に問題があった場合には、事故につながる可能性があるため、インシデントレポートを残して十分に評価し、対策を行う。また、情報はスタッフ間で共有する。

衛生面に問題がある場合の対応例（図表2－5－1）

- 「鰆の塩焼き」に異物混入（髪の毛）があった場合
  　食事を提供する前にすべて確認し、さらに帽子の着用を確認して、外衣への毛髪などの付着がないか点検する。
- 「酢の物（ほたて貝）」から異臭があった場合
  　酢の物の提供を中止し、代用できる食材がある場合は、献立の変更を検討する。

2　保存食

　保存食（大量調理施設衛生管理マニュアルでは「検食」となっている）は、万一、食中毒などの事故が発生した場合の原因究明の試料となるものである。保存の方法は、Work 2－2でふれたとおりである。

図表2-5-1　検食簿の例【シート23】

令和　　年　　月　　日（　）　　クラス：＿＿＿＿　班：＿＿＿＿　担当者：＿＿＿＿＿＿＿＿
昼食　　検食時間：　　時　　分

	料理名		評　価		衛生面	
料理別評価	【主食】ごはん	量 盛りつけ 固さ 温度	良い　・　普通　・　(悪い) 良い　・　普通　・　(悪い) 良い　・　固い　・　(軟らかい) (適温である)　・　適温でない		異物混入 異味異臭	(なし)　・　あり (なし)　・　あり
	【主菜】鰆の塩焼き	味つけ 量 盛りつけ 温度 色彩・バランス	(良い)　・　普通　・　悪い (良い)　・　普通　・　悪い 良い　・　普通　・　(悪い) (適温である)　・　適温でない (良い)　・　普通　・　悪い		異物混入 異味異臭 加熱状況	(なし)　・　あり (なし)　・　あり (適切)　・　不適切
	【副菜1】きんぴら	味つけ 量 盛りつけ 温度 色彩・バランス	(良い)　・　普通　・　悪い (良い)　・　普通　・　悪い (良い)　・　普通　・　悪い (適温である)　・　適温でない (良い)　・　普通　・　悪い		異物混入 異味異臭 加熱状況	(なし)　・　あり (なし)　・　あり (適切)　・　不適切
	【副菜2】酢の物（ほたて貝）	味つけ 量 盛りつけ 温度 色彩・バランス	良い　・　普通　・　(悪い) (良い)　・　普通　・　悪い (良い)　・　普通　・　悪い (適温である)　・　適温でない (良い)　・　普通　・　悪い		異物混入 異味異臭 加熱状況	(なし)　・　あり (なし)　・　あり (適切)　・　不適切
	【汁】きのこのすまし汁	味つけ 量 盛りつけ 温度 色彩・バランス	(良い)　・　普通　・　悪い (良い)　・　普通　・　悪い (良い)　・　普通　・　悪い (適温である)　・　適温でない (良い)　・　普通　・　悪い		異物混入 異味異臭 加熱状況	(なし)　・　あり (なし)　・　あり (適切)　・　不適切
	【デザート】フルーツ（かき）	味つけ 量 盛りつけ 温度 色彩・バランス	(良い)　・　普通　・　悪い (良い)　・　普通　・　悪い (良い)　・　普通　・　悪い (適温である)　・　適温でない (良い)　・　普通　・　悪い		異物混入 異味異臭 加熱状況	(なし)　・　あり (なし)　・　あり ~~適切~~　・　~~不適切~~

	項　目	評　価	点数(10点満点で記入)
総合評価	料理の組み合わせ	(良い)　・　普通　・　悪い	
	量	(良い)　・　普通　・　悪い	
	味つけ	良い　・　(普通)　・　悪い	7／10
	盛りつけ	良い　・　普通　・　(悪い)	
	温度	(適温である)　・　適温でない	
	色彩・バランス	(良い)　・　普通　・　悪い	
所見	・「ごはん」の量が多く、盛りつけが雑で軟らかかった。 ・「鰆の塩焼き」の付け合わせの大根が汚かった。 ・酢の物が酸っぱかった。		

Work 2-6　食堂の準備と提供管理（配膳作業）

> **実習の内容**
> ①学内実習の献立を掲示し、献立に合った食堂を準備しましょう。
> ②食堂配膳を行いましょう。
> ③利用者への衛生教育を行いましょう。

> **ポイント解説**

1　食堂（試食室）準備のポイント

(1) 床・食卓テーブルの準備

- 給食開始の少なくとも1時間前には、食卓テーブルを台ふきんで拭き、床を清掃しておく。
- 食卓テーブル、いすは整列しておく。
- 食堂内の手洗いコーナーの清掃、洗剤などの補充確認をしておく。
- 下膳コーナーのテーブルの整理や残飯、ごみの回収容器を整頓しておく。

(2) 献立表等の掲示

- 学内実習当日の献立、栄養成分、献立一口メモなどを利用者の見やすい場所に掲示する。利用者に直接的な食事サービスだけでなく、間接的にも親しまれる情報提供が望まれる。
- ポスター、卓上メモを設置する（Work 1-7）。常設掲示としては、食事時間や配膳方法、利用者へのアンケート調査の協力願い、さらに、適切な手洗いの方法や食中毒事故を予防するポイントなど季節に応じた掲示にも努める。
- 嗜好調査などを実施する場合は、筆記用具を準備しておく。

(3) その他の準備

- お茶は、自由に飲めるように給茶器の用意、あるいはカウンターやテーブルにポットややかんで準備する。また、献立により、日本茶、紅茶、ウーロン茶などを用意する。さらに、夏季はあらかじめ冷やしたお茶を提供できるように製氷機の氷で冷やしておくなど季節によって温度を変える配慮が必要である。

- 食卓テーブル専用の台ふきんを準備し、所定の場所に形を整えてたたみ、おしぼり台にのせて配置しておく。
- 余裕があれば、食堂内に観葉植物や季節の花を飾ったり、BGMを流すなど食事にふさわしい和やかな雰囲気づくりを行う。
- 生花は虫などの混入原因となり得るため、造花などの使用が望ましい。
- 行事食を提供する場合には、七夕の笹や短冊、クリスマスツリーなど、その歳時に応じた飾りつけなどを食堂内の適切な場所に行うと効果的である。
- 食堂開始前に、食堂内の照明の設定、窓辺にあるブラインドの開閉、室内換気や室内温度の設定をしておく。特に、食堂利用者が増えると室温が上がりやすいので、配慮が必要である。
- 調味料は、味及び栄養価を調整しているため、学内実習では基本的には用意しないか、必要最小限とする。必要な場合はカウンターやテーブルに準備する。準備する場合は、常に清潔に管理し、内容物の補充を点検することになる。
- 食事時間の終了後は、毎回、食卓テーブル、いす、床を清掃する。食べこぼし、調味料などの付着物やごみ、また、髪の毛などの飛散物を除去し、清潔な状態にしてから次回に備える。特に、夏休みなど長期に食堂を運用しない時期の前後には、清掃箇所の点検を徹底する。
- 実習室の履き替え場所を整理・整頓する。

2 配膳方法のポイント

- 学内実習では、クックサーブ方式により、カウンターを介してセルフサービスで提供する場合が多い。
- 特定給食施設における配膳は、料理の盛りつけから利用者に食事を届ける工程のことをさし、衛生管理やT-T（time-temperature）管理が重要となる。

3 利用者の衛生教育等のポイント

- 原則として、食堂内へは食品を持ち込まない。
- 不潔な着衣や履物では、食堂内への入室を断る（衛生的な衣服への着替え、衛生的な靴への履き替え、マットの利用による対応等）。
- 食事の前には、手洗いを励行する。
- ポスターや卓上メモなどを通じて、衛生教育を実施する。
- 嗜好調査を行う。栄養面、味つけ、温度管理、盛りつけ、衛生面などについて調査し、評価して改善する。

Work 2-7 下膳と食器洗浄

実習の内容
図表2-7-1の流れにそって、下膳、食器洗浄を行いましょう。

ポイント解説

1 下膳・食器洗浄の作業工程の確認

下膳から食器洗浄までの工程は、図表2-7-1のとおりである。

図表2-7-1　下膳・食器洗浄の手順

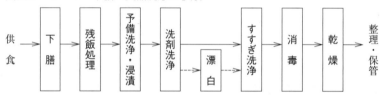

2 食器の返却・回収方法のポイント

- 学内実習では、食堂（実習専用）形式の場合が多いので、食器の返却・回収は利用者自身が行うセルフサービス形式が多い。
- 食べ終わった食器は、トレイに乗せたまま下膳コーナーまで持って行き、シャワーなどで目立った汚れを落とす。
- 箸、スプーン、フォークなどは所定の場所に返却する。食器は、利用者自身がシンクに浸けるか、洗浄担当者が受け取る。

3 食器の洗浄・消毒・乾燥・保管のポイント

(1) 手洗いによる前処理の手順

①食器の洗浄は、食器が返却されるごとに速やかに40℃程度のお湯と洗剤をつけたスポンジで丁寧にこすり洗いをするか、返却された食器を予洗後、洗浄までの間、浸漬しておく。
②洗剤を用いて丁寧にこすり洗いをする。

③洗剤が残らないように十分にすすぎ洗いをする。

(2) 食器洗浄機

　　食器の仕上げ洗浄には、自動食器洗浄機を用いる。自動食器洗浄機は、大別すると「ボックスタイプ（ドアタイプ）」と「コンベア式」とがある。ボックスタイプは、比較的小規模の給食施設で用いられることが多く、設置スペースに余裕がない場合などには適している。食器専用のラックをセットして使用する。コンベア式は、手洗いで前処理を行った食器をコンベアに伏せておくと洗浄からすすぎまで自動洗浄される。コンベアの途中には、洗浄用の槽とすすぎ用の槽があり、1槽式から4槽式まである。

　　食器洗浄は、図表2－7－3から図表2－7－5を参考に実務を進める。

図表2－7－2　主な食器洗浄機　資料提供）㈱フジマック

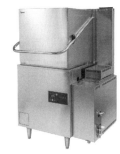

食器洗浄機
（ボックスタイプまたはドアタイプ）

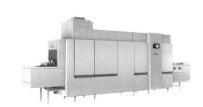

食器洗浄機（コンベア式）

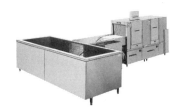

食器洗浄機（コンベア式、自動かき上げタイプ）

(3) 食器（小型調理用具）消毒保管庫

- 洗浄後の食器は、食器カゴに収納し、消毒・乾燥を行い、衛生的に保管しておく。
- 食器消毒保管庫は、食器の洗浄後に加熱し、乾燥、消毒して、そのまま保管庫にも使用できる。また、しゃもじ、ボールなどの小型調理用具（什器）を洗浄した後の消毒、乾燥、保管用としても使用が可能である。
- 使用食器の特性を理解し、設定温度、時間に注意する。設定温度は80～90℃で、温度に達してからさらに約30分程度その温度を維持させる。

Unit 2　実　施

- 設定温度と庫内温度には誤差が生じる。特に、温風の吹き出し口は高温となるため、耐熱温度の低い食器は中央に配置するなど保管場所に注意する。
- 食器専用の保管庫に移し変える場合には、温度が低下した後に食器消毒保管庫から取り出す。

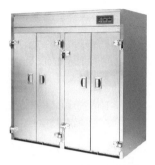

食器（小型調理用具）消毒保管庫
資料提供）㈱フジマック

図表2－7－3　プラスチック製食器の洗浄までのチェックポイント

食器洗浄までの流れ	チェックポイント
配膳 食事 下膳	・電子レンジ・オーブンには使えない。 ・直火にあてない。 ・刃もので表面を傷つけないように注意する。
残飯処理	・残飯は、なるべく早く、残飯容器へ分離する。 ・食器の仕分けは、早めにするほうが効率がよい。
予備洗浄 浸漬	・スポンジなどの軟らかいものを使用する。 ・たんぱく質の汚れは、アルカリ洗剤液に浸す。 ・アルカリ処理をする場合は、正確な濃度で行う。 ・でんぷん質や油は、高温ほど落ちやすい。 ・浸漬槽に浮いた油などが付着しないようにする。 ・浸漬槽に投げ込むなど、衝撃を与えることは避ける。
洗剤洗浄	・予備洗浄槽と分けるか、湯を完全に入れ替える。 ・手袋をはめ、スポンジを使う。 ・平常は中性洗剤で洗う。 ・40～50℃のぬるま湯を使い、温度保持に注意する。 ・汚れた液は全部取り換え、注ぎ足しはしない。
漂白	・うす汚れは漂白剤で処理し、十分すすぐ（1～2週間に一度ぐらいが適当）。 ・タワシ、スチールウール、クレンザーなど固いものでこすらない。 ・酸素系漂白剤の浸漬タイプを使う（塩素系は使用しない）。
すすぎ洗浄	・洗う温度より高めのきれいな水で十分すすぐ。 ・仕上げには、ふきんなどを使わないほうが清潔である。
消毒	・熱湯消毒の場合、蓋をせず、時間に注意する。
乾燥	・乾燥は、滅菌のためにも完全に行う。 ・水切れを工夫して収納すれば、消毒による蓄熱放熱だけでも十分乾燥する。 ・消毒乾燥保管庫の場合、未使用食器スペースまで熱処理しないように注意する。

出所）「プラスチック製食器　そして安心」日本プラスチック日用品工業組合・プラスチック製食器協議会

図表2－7－4　食器洗浄機・消毒保管庫の使用時のポイント

機器の名称	使用時のポイント
食器洗浄機 （ボックスタイプまたはドアタイプ、コンベア式）	洗浄能力を高めるため、定期的な受水槽の温度管理及び洗剤濃度の確認が必要となる。
食器（小型調理用具）消毒保管庫	庫内温度にはムラがあるため、熱に弱い素材の食器の取扱いには注意が必要である。特に、温風の吹き出し口に注意する。

図表2－7－5　食器に異常が見受けられた時の取扱い方法の点検

症状	チェックポイント	対応 メラミン樹脂	対応 ポリプロピレン	対応 ポリカーボネート
光沢の低下	みがき粉や硬いたわしを使用していないか	軟らかいスポンジを使用する		
	洗剤は所定の温度・濃度で使用しているか	洗剤の取扱説明書を確認する		
	洗浄機の水温・水圧は適正か ノズルの詰まりはないか	洗浄機の定期的なチェックを行う		
	食器保管庫の庫内温度や時間は適切か	保管庫のチェックを行う		
	食器保管庫内の食器の配置は適切か	熱風の滞留がないよう食器を平均に配置する		
	漂白には適正な漂白剤を使用しているか	酸素系漂白剤を使用する		酸素系、塩素系可
	漂白剤は所定の濃度・温度・時間で使用しているか	漂白剤の取扱説明書を確認する		漂白剤の取扱説明書を確認し、特に塩素系は濃度に注意し、酸素系は時間に注意する
	煮沸消毒をしていないか	煮沸を要する時は2～3分にとどめる		85～90℃の熱湯で2～3分処理する
割れ 欠け ひび	電子レンジに使用していないか	使用できない	短時間温める程度で使用する	
	熱いうちの取扱いに不備はないか	衝撃を加えたり、急激な温度変化を与えない作業とする	衝撃を加えない作業とする	
	食器保管庫の庫内温度や時間は適切か	85℃、20～30分の条件を確認する	85～90℃、40～50分の条件を確認する	
	強い衝撃を与えていないか	作業工程内の取扱いに注意する		
色素の着色	下膳後すぐに残菜処理をしているか	汚れが落ちにくくなるので、使用した食器は迅速に洗浄する		
黄ばみ	食器保管庫内の食器の配置は適切か	熱が庫内の一部にこもらないように、食器を平均に配置する また、熱風吹き出し口付近の高温になりやすいところに食器を置かないようにする		
	食器保管庫の庫内温度や時間は適切か	85℃、20～30分の条件を確認する	85～90℃、40～50分の条件を確認する	
	漂白剤は適切か	酸素系漂白剤を使用する		酸素系、塩素系可

出所）図表2－7－3に同じ

Work 2-8 清掃と点検

実習の内容

①調理機器の洗浄・消毒を行いましょう。
②実習室を清掃し、厨芥の処理をしましょう。
　【使用するシート】シート21　調理施設等の点検表①
③実習後の点検を行いましょう。
　【使用するシート】シート24　実習室点検表

ポイント解説

1　調理器具等の洗浄・消毒のポイント

　調理場内における器具、容器などの使用後の洗浄・殺菌は、原則としてすべての食品が調理場から搬出された後に行う。「大量調理施設衛生管理マニュアル（別添2）標準作業書」の「器具等の洗浄・殺菌マニュアル」にしたがって、以下のように作業する。

(1)　調理機器（球根皮むき機、合成調理機、ブレンダー等）の洗浄・消毒

①機械本体・部品を分解する。なお、分解した部品は床にじか置きしないようにする。
②食品製造用水（40℃程度の微温水が望ましい。）で3回水洗いする。
③スポンジタワシに中性洗剤又は弱アルカリ性洗剤をつけてよく洗浄する。
④食品製造用水（40℃程度の微温水が望ましい。）でよく洗剤を洗い流す。
⑤部品は80℃で5分間以上の加熱又はこれと同等の効果を有する方法[注1]で殺菌を行う。
⑥よく乾燥させる。
⑦機械本体・部品を組み立てる。
⑧作業開始前に70％アルコール噴霧又はこれと同等の効果を有する方法で殺菌を行う。

注1：塩素系消毒剤（次亜塩素酸ナトリウム、亜塩素酸水、次亜塩素酸水等）やエタノール系消毒剤には、ノロウイルスに対する不活化効果を期待できるものがある。使用する場合、濃度・方法等、製品の指示を守って使用すること。浸漬により使用することが望ましいが、浸漬が困難な場合にあっては、不織布等に十分浸み込ませて清拭すること。
（参考文献）「平成27年度ノロウイルスの不活化条件に関する調査報告書」
（http://www.mhlw.go.jp/file/06-Seisakujouhou-11130500-Shokuhinanzenbu/0000125854.pdf）

　なお、使用中においても必要に応じて熱湯殺菌を行うなど、衛生的に使用すること。この場合、二次汚染を防止するために洗浄水などが飛散しないように行う。

（2） 調理台の洗浄・消毒

①調理台周辺の片づけを行う。
②食品製造用水（40℃程度の微温水が望ましい。）で3回水洗いする。
③スポンジタワシに中性洗剤又は弱アルカリ性洗剤をつけてよく洗浄する。
④食品製造用水（40℃程度の微温水が望ましい。）でよく洗剤を洗い流す。
⑤よく乾燥させる。
⑥70％アルコール噴霧又はこれと同等の効果を有する方法[注1]で殺菌を行う。
⑦作業開始前に⑥と同様の方法で殺菌を行う。

　なお、使用中においても必要に応じて熱湯殺菌を行うなど、衛生的に使用すること。この場合、洗浄水などが飛散しないように行う（⑥の注1は112頁参照）。

（3） 小型調理用具（什器：まな板、包丁、へら等）の洗浄・殺菌

①食品製造用水（40℃程度の微温水が望ましい。）で3回水洗いする。
②スポンジタワシに中性洗剤又は弱アルカリ性洗剤をつけてよく洗浄する。
③食品製造用水（40℃程度の微温水が望ましい。）でよく洗剤を洗い流す。
④80℃で5分間以上の加熱又はこれと同等の効果を有する方法[注2]で殺菌を行う。
⑤よく乾燥させる。
⑥清潔な保管庫にて保管する。

　注2：大型のまな板やざる等、十分な洗浄が困難な器具については、亜塩素酸水又は次亜塩素酸ナトリウム等の塩素系消毒剤に浸漬するなどして消毒を行うこと。

　なお、使用中においても必要に応じて熱湯殺菌を行うなど、衛生的に使用する。この場合、洗浄水などが飛散しないように行う。また、原材料に使用した器具、容器などをそのまま調理後の食品用に使用するようなことは決して行わないこと。
　器具、容器の保管場所は、清潔な専用保管庫が望ましいが、そうでない場合は、床面から60 cm以上の位置とする。
　包丁・まな板消毒保管庫は、調理後の包丁やまな板を洗浄した後に保管するものである。写真のタイプは、消毒、乾燥、保管ができる。

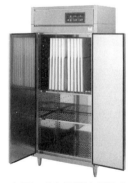

包丁・まな板消毒保管庫
資料提供）㈱フジマック

（4） ふきん、タオル等

①食品製造用水（40℃程度の微温水が望ましい。）で3回水洗いする。
②中性洗剤又は弱アルカリ性洗剤をつけてよく洗浄する。

③食品製造用水（40℃程度の微温水が望ましい。）でよく洗剤を洗い流す。
④100℃で5分間以上煮沸殺菌を行う。
⑤清潔な場所で乾燥、保管する。

　ふきん、タオル等は、布製の場合、長期に使用することで糸くずなどが異物混入の原因となるため、化学繊維製を使用し、塩素消毒を繰り返した後、一定期間後に処分する給食施設もある。

2　実習室・食堂の清掃のポイント

(1)　調理室

　床に落ちた食品片やゴミ、ほこりなどは、ほうきなどで掃き取る。
● ドライシステム
　常に床面は乾いた状態を保つことになるが、必要に応じてモップなどを用いて汚れを拭き取るようにする。また、定期的に床材に応じた衛生管理上のクリーニングを行う。なお、ドライシステムであっても、定期的に十分な洗浄を実施することが好ましく、床面の防水加工や十分な排水溝の設置が望ましい。
● ウェットシステム
　床及び溝の部分について、必要に応じて洗剤を用いた水洗いを行う。その際、水はねに注意する。その後は、速やかに水切りを行うなど床面は乾燥した状態を保つように努める。

(2)　食　堂

- テーブルの上を清潔な布などで拭き取る。利用者の食べこぼしや調味料のかけこぼしなどは汚れが落ちにくいので、各テーブルの汚れの状態を確認しながら丁寧に行う。
- いすも意外と汚れているので、テーブルとは別の布などで丁寧に拭き取る。
- 食堂の床は、特にテーブルの下や移動可能なワゴンの下をほうきなどで掃き、モップなどを用いて丁寧に拭き取る。
- 調味料などは、毎回、卓上の調味料入れから一旦取り出して洗剤などを用いてスポンジで洗浄し、十分にすすぎ洗いを行った後、乾燥させる。
- 食堂に設置された手洗い場所の水道コックなど、設備機器で手が直接ふれる箇所についても常に清潔が保たれるように、裏側も含めて清掃時に確認する。

3　厨芥処理のポイント

- 専用の蓋付の容器を用いて、汚臭・汚液がないように管理する。
- 食品そのものは水分を多く含むものなので、残食などは十分な水切りを行い、廃棄物の

軽減に努める。
- 生ゴミ、可燃ゴミ、再生資源ゴミなど廃棄物の種類に応じて、適切な処理に努める。
- 調理作業の最終段階で厨芥を集積場所に運搬することになるが、運搬中にも臭いや液漏れがないように注意する。
- 処理した後、専用の容器や運搬用カートなどは所定の場所で洗剤を使って洗い、自然乾燥させる。
- 厨芥は、非汚染作業区域に持ち込まない。

4 点検のポイント

- 清掃は、細菌やカビの繁殖、異物混入を防止するなど衛生管理上重要である。実習室の後始末はしっかり行い、毎日もしくは使用の都度、点検を丁寧に行う。
- 点検の箇所、頻度、方法などについてマニュアルやチェックリストを作成し、役割を決

図表2-8-1　保守点検のチェックポイント

設備名	チェック事項
給水・給湯	（そのつど）弁、その他の漏洩及び付属機器の補修調整 （年に1回）専用水道の水質検査
蒸気管・ボイラー	（年に1回）ボイラー本体と付属機器の清掃及び点検　〈ボイラー規則〉
排水	（毎日）床と排水溝の清掃 （毎週）管・トラップ・排水枡の清掃
電気	（毎月）設備の点検　〈安全衛生規則〉 （年に1回）定期巡視点検　〈電気事業法〉
照明	（そのつど）破損器具の補修（業者）
ガス設備（プロパンガス）	（そのつど）漏洩の修理（業者） （毎日）設備の作業状況の点検　〈LPG保安規則〉 （毎月）配管・付属設備の点検　〈LPG規則〉 （2年に1回）プロパンガスは、配管と調整器の耐圧気密試験　〈LPG規則〉 （5年に1回）都市ガスは、導管その他の漏洩試験　〈ガス事業法〉
換気	（毎週）換気扇・グリスフィルターの手入れ、フード内外の清掃 （年に1回）空気濾過器の点検整備、防火ダンパーの点検
厨房機器	（毎日）食品に直接または人手を介して接触する可能性のある部位の洗浄・消毒及び機器周りの清掃 （年に1回）点検整備、消耗補用部品の交換
電気機器	（毎日または定期）正常機能の保持、定期給油 （年に1回）電気装置の点検
燃焼機器	（毎日または定期）正常機能の保持、バーナー、ノズル、その他の手入れと調整 （年に1回）燃焼点検　〈LPG規則〉
蒸気機器	（毎日または定期）機能保持、付属器の点検補修 （年に1回）点検整備　〈ボイラー規則〉
冷凍機器	（年に1回）安全装置その他の点検とガス補充
貯米タンク	（3〜6月に1回）内部を空にして、器内外と関連機器の清掃

注）建築及び一般諸設備関係を除く。〈　〉内は関連法規。
出所）日本建築学会編『建築設計資料集成（設備計画編）』丸善　1994年を参考に作成

Unit 2 実　施

めて一定の頻度で実施できるようにシステム化しておく。
- 機械類は、故障や破損が事故の原因となるため、日々の点検が必要である。

ひとくちメモ

味つけの順序「さしすせそ」

　日本料理の味つけをする時に、調味料の「さしすせそ」というものがある。味つけの基本となる5つの調味料の種類と、煮物などをつくる時にそれらを使用する順序を示している。つまり、「さ（砂糖）→し（塩）→す（酢）→せ（醤油）→そ（味噌）」という順番に入れていく。なお、煮魚の場合は、調味料をすべてあわせて沸騰中の煮汁で煮る。

さ↓し↓す↓せ↓そ	砂糖	砂糖は、分子構造が大きく、材料になかなか浸透しにくいため、最初に入れる。ただし、材料が軟らかくなってから入れるのがポイントとなる。もし塩を先に入れると、塩の分子構造が砂糖より小さいので、塩が先にしみ込み、塩の素材への引き締め作用によって砂糖の浸透を防御してしまうことになる。塩は、一度にすべての分量を入れないことがポイントとなる。少しずつ入れていき、最後のほうで味を調える。 ※砂糖（$C_{12}H_{22}O_{11}$）の分子量：342.2 　食塩（$NaCl$）の分子量：58.5
	塩	
	酢	次に酢酸を入れるのは、加熱によって酸味が揮散してしまうからである。料理の種類にもよるが、一度に全部の量を入れず、少し残しておいて、火を止める直前に酸味を調整するのがポイントである。
	醤油	醤油は、香気成分が揮発しやすいこと、風味を生かすことが大切であることから、仕上げに入れるか数回に分けて入れるのがポイントである。料理の最初に入れて、煮詰め過ぎないように気をつけなければならない。
	味噌	味噌（グルタミン酸ソーダ）は、最後に味を調え、また、仕上げに入れることでその風味を最大限に生かすことができる。

Unit 3
評価・改善

Unit 0 オリエンテーション
Unit 1 計画
Unit 2 実施
Unit 4 原価管理

Work 3-1　実習の全体評価

実習の内容
各種点検表、記録表及び調査結果をもとに、実習全体を通して評価しましょう。
【使用するシート】実習で使用したシート

ポイント解説

1　帳票の整理

実習が終了したら、供食の評価及び計画が予定通り実施されたかどうかについてさまざまな検討を行い、次回の実習に活かすことが重要である。そのためには、各ワークで使用した帳票を整理する。帳票類の一覧は、図表3-1-1のとおりである。

図表3-1-1　学内実習で使用する点検表・記録表・調査表等一覧

Unit No.	Work No.	シートNo.	シート名
Unit 1 計 画	Work1-1	シート2	食事摂取基準を参考とした給与栄養目標量算出表
		シート3	加重平均による給与栄養目標量算出表
	Work1-2	シート4	食品群別使用量集計表
		シート5	食品群別加重平均栄養成分表
		シート6	食品構成表
	Work1-3	シート7	学内実習期間内献立計画表
		シート8	予定（実施）献立表
	Work1-4	シート9	調理作業時間記録表
		シート10	試作評価記録表
		シート11	消費日計表（食品購入記録）
	Work1-5	シート12	給食作業手順表（指示書）
		シート13	作業時間表
		シート14	作業分担表
	Work1-6	シート15	発注・出庫計算書
		シート16	発注伝票（即日消費食品用）
		シート17	発注伝票（在庫食品用）
	Work1-8	－	嗜好調査、喫食調査
Unit 2 実 施	Work2-1	シート1	個人衛生管理表
		シート18	温度・時間等の点検表
	Work2-2	シート19	検収及び保管時の記録表
	Work2-3	シート20	米の重量変化記録表
	Work2-3 Work2-4	シート21	調理施設等の点検表①
		シート22	調理施設等の点検表②
	Work2-5	シート23	検食簿
	Work2-8	シート21	調理施設等の点検表①
		シート24	実習室点検表
Unit 3 評 価 ・ 改 善	Work3-3	シート25	残菜（喫食）調査表
		シート26	残食調査表
		シート27	廃棄率調査表
		シート28	吸油率と揚げ衣の割合
		シート29	乾物の重量増加記録表
		シート30	スタンプテスト評価表
Unit 4 原価管理	Work4-2	シート31	食品群別使用金額集計表及び累積構成比率算出表

2 経営管理の評価の視点

　経営管理を評価するためには、効率のよさ、満足度の高さ、安全・安心などについて総合評価を行う必要がある。そのためには、主に以下のような視点から評価を行うことが求められる。なお、具体的な評価の項目例を図表3－1－2に示す。
- 利用者の視点による満足度や金額、安全・安心に対する評価。
- 給食業務従事者の視点による人員配置、作業工程、休養などの健康、意欲、活力に対する評価。
- 経営（管理）者の視点による収入及び収入に対する材料費、労務費、経費などの効果的な活用に対する評価。

図表3－1－2　評価・改善のための留意点

評価対象	評価項目	評価内容
利用者	食事の満足度	喫食調査
		嗜好調査
	食事提供サービス（安全・安心の評価）	聞き取り調査
		アンケート調査
		投書（意見箱）
給食業務従事者	提供管理	おいしさ、質的・量的評価
		栄養評価
		衛生評価
		提供サービス評価
	健康・安全・意欲	健康と安全の評価
		意欲、作業効率の評価
経営（管理）者	利用者の満足度	アンケート調査
	給食業務従事者	勤怠管理
		人事管理
		労務管理
	コスト評価	経費の評価
		運用の評価

ひとくちメモ

顧客満足度（CS）の向上　―著者の経験から―

　病院栄養士として働き始めた頃、院長と先輩栄養士から「患者は食べてこそ、栄養になり自己治癒力が増進するのだよ」「患者を直接みないで、栄養基準量を充足することに躍起になって献立を作成する"栄養素士"にだけはなるな」と忠告されたことがある。栄養士は、顧客（利用者）に最適な栄養・食事管理によってつくられた食事で利用者を満足させ、全量摂取（喫食量・栄養量の把握）させる技術こそが重要である。

Work 3-2 改善点の検討
―献立表の改善例

実習の内容
さまざまな視点から献立表を評価し、改善点を検討しましょう。
【使用するシート】　シート8　予定（実施）献立表

ポイント解説

1 ▶ 献立の評価の観点

献立は、栄養面、作業面、おいしさ、喫食状況などさまざまな観点から評価する必要がある（図表3-2-1）。

2 ▶ 献立表の改善例

図表3-2-2、図表3-2-3は、主食、主菜、副菜、汁物、デザートについて自由に作成した献立と、それをさまざまな視点から検討し、改善した献立表の例である。

(1) 昼食1食当たりの給与栄養目標量の算出（図表3-2-2）

- 利用者は18歳から29歳の女性で身体活動レベル「低い」であるが、運動負荷を設定して身体活動レベル「ふつう」とした。
- 1日の栄養量の配分は「朝食：昼食：夕食＝2：3：3」と設定し、昼食の栄養量は、1日の3／8を目標とした。

(2) 献立の問題点と改善のポイント（図表3-2-3）

- 食品の記入の順番は、主材料から書き、また、調理手順を明確にするために「直読式」の記入方法とした。
- 食材は重複して使用しないのが原則であるため、3か所で使用したにんじん、2か所で使用したキャベツの一部を、色彩も考慮して赤ピーマンやブロッコリーに変更した。
- ミネストローネは薄味なので、しょうゆと砂糖を少量使用し、味の相乗効果を図った。
- 季節感を出すために、フルーツポンチに生のサクランボを付けた。
- 3か所で使用しているこしょうのうち、1か所を0.1gから0gとした。

Work 3-2　改善点の検討—献立表の改善例

図表3-2-1　献立の評価の観点と内容

評価の観点	評価の内容
1．給与栄養量に対する評価 　1）栄養出納表・栄養月報より 　2）栄養管理報告書 　3）食材費の予算に対する実績の比較	・給与栄養量の平均は±10％以内か ・栄養比率が基準に合っているか ・1か月分の平均栄養量や食品のバランスが適切か ・価格は適切か
2．調査実施に対する評価 　1）献立記載の食品重量は適切か 　2）調味料の重量は適切か 　3）盛りつけ量は適切か 　4）調理作業時間は適切か 　5）衛生的な作業ができたか	・食品構成に基づいた食品重量が使用されているか ・味つけは対象者を満足させられるか ・調味料の過不足はなかったか。修正したとすればどのように変えたか ・一人分の盛りつけ重量とできあがり重量との関係はどうか ・一食に食べきれる量であったか（残菜率から推測するとよい） ・食事時間に間に合ったか ・作業工程の効率化を考えたか ・中心温度や保管温度の記録はできているか
3．喫食状況に対する評価 　1）残食率は正常か 　2）残菜率 　3）嗜好調査	・残食率は原価に跳ね返るので、予定給食数と供食数は差が少ないほどよい ・残菜率を毎日調査し、正常範囲であったか（5％以内） ・残菜の多い料理や食品はあるか ・嗜好調査と照合し検討資料とする ・アンケートによる調査を行い、対象者の共通の嗜好傾向を知る ・さらに個々人の嗜好を知り、個人対応も時には考える
4．対象者の栄養状態の評価 　（アセスメント）	・身体計測により、健康状態や発育状態、さらには疾病の回復状態を知る ・血液検査から健康状態を知り、栄養との関連について検討する ・生活習慣病予防・治療の必要性を検討する ・検尿により、健康状態を知り、場合によっては医療や指導へつなげる

出所）赤羽正之ほか『給食施設のための献立作成マニュアル（第10版）』医歯薬出版　2023年　114頁

図表3-2-2　昼食1食当たりの給与栄養目標量の算出方法（女性：18～29歳）

各栄養素	算出方法	給与栄養目標量の範囲
エネルギー	$1,950 \times 3/8 \fallingdotseq 730$ kcal	730 kcal
たんぱく質	エネルギー産生栄養素バランス13～20％E （730 kcal×0.13÷4≒23.7 g）～（730 kcal×0.2÷4≒36.5 g）	24～37 g※
脂質	エネルギー産生栄養素バランス20～30％E （730 kcal×0.2÷9≒16.2 g）～（730 kcal×0.3÷9≒24.3 g）	16～25 g
食塩相当量	女性の1日の目標量は6.5 g未満 6.5×3/8≒2.44 g	2.4 g

※　たんぱく質の給与栄養目標量は、算出された範囲の内で定めるが、下限は推奨量以上とすることが望ましい。

図表 3-2-3　献立表の改善例

(1) 改善前の献立例

献立名	食品番号	食　品　名	1人分純使用量(g)	エネルギー(kcal)	たんぱく質(g)	脂質(g)	食塩相当量(g)
パン	01034	ロールパン	90	278	7.7	7.7	1.1
	14029	マーガリン	15	111	0.0	12.0	0.2
		小　計　（主食）		389	7.7	19.7	1.3
鶏肉のホワイトソースかけ	11221	若鶏もも皮つき	100	190	17.0	13.5	0.2
	06153	たまねぎ	20	7	0.1	0.0	0.0
	06214	にんじん	10	3	0.1	0.0	0.0
	06026	グリンピース・水煮缶詰	3	2	0.1	0.0	0.0
	01015	薄力粉・1等	5	17	0.4	0.1	0.0
	13005	加工乳・低脂肪	25	11	0.9	0.3	0.1
	14006	調合油	1	9	0.0	1.0	0.0
	14017	有塩バター	4	25	0.0	2.6	0.1
	16023	合成清酒	3	3	0.0	0.0	0.0
	17012	食塩	0.3	0	0.0	0.0	0.3
	17027	固形ブイヨン	1	2	0.1	0.0	0.4
	17064	こしょう・白	0.1	0	0.0	0.0	0.0
		水	50				
		小　計　（主菜）		269	18.7	17.5	1.1
温野菜サラダ	02017	じゃがいも	80	47	1.0	0.0	0.0
	06214	にんじん	20	6	0.1	0.0	0.0
	06061	キャベツ	30	6	0.3	0.0	0.0
	17012	食塩	0.1	0	0.0	0.0	0.1
	17043	マヨネーズ・卵黄型	10	67	0.2	7.3	0.2
	17064	こしょう・白	0.1	0	0.0	0.0	0.0
		小　計　（副菜）		126	1.6	7.3	0.3
ミネストローネ	01063	マカロニ・乾	10	35	1.2	0.2	0.0
	06061	キャベツ	30	6	0.3	0.0	0.0
	06153	たまねぎ	20	7	0.1	0.0	0.0
	06214	にんじん	20	6	0.1	0.0	0.0
	11186	ウインナーソーセージ	20	64	2.1	5.9	0.4
	11185	ショルダーベーコン	10	18	1.6	1.0	0.2
	06184	トマト・缶詰・ホール（食塩無添加）	150	32	1.4	0.2	0.0
	17034	トマトピューレー	20	9	0.3	0.0	0.0
	14001	オリーブ油	3	27	0.0	3.0	0.0
	17012	食塩	0.1	0	0.0	0.0	0.1
	17027	固形ブイヨン	2	5	0.2	1.0	0.9
	17064	こしょう・白	0.1	0	0.0	0.0	0.0
		小　計　（汁物）		209	7.3	11.3	1.6
フルーツポンチ	01120	白玉粉	10	35	0.6	0.1	0.0
	07102	パインアップル・缶詰	35	27	0.1	0.0	0.0
	07035	うんしゅうみかん・缶詰・果肉	35	22	0.2	0.0	0.0
	03003	上白糖	8	31	0.0	0.0	0.0
		小　計　（デザート）		107	0.9	0.1	0.0
		合　計		1108	36.2	55.9	4.3
		給与栄養目標量		730	24〜37	16〜25	2.4g未満

（2）改善後の献立例（アミの部分は、食材、使用量等の改善箇所）

献立名	食品番号	食品名	1人分純使用量（g）	エネルギー（kcal）	たんぱく質（g）	脂質（g）	食塩相当量（g）
パン	01034	ロールパン	60	185	5.1	5.1	0.7
	07014	いちごジャム・低糖度	15	29	0.1	0.0	0.0
		小　計　（主食）		214	5.2	5.1	0.7
鶏肉のホワイトソースかけ	11224	若鶏もも皮なし	100	113	16.3	4.3	0.2
	06153	たまねぎ	20	7	0.1	0.0	0.0
	06247	赤ピーマン	10	3	0.1	0.0	0.0
	06026	グリンピース・水煮缶詰	3	2	0.1	0.0	0.0
	01015	薄力粉・1等	5	17	0.4	0.1	0.0
	13005	加工乳・低脂肪	25	11	0.9	0.3	0.1
	14006	調合油	1	9	0.0	1.0	0.0
	14018	食塩不使用バター	3.5	25	0.0	2.7	0.0
	16023	合成清酒	3	3	0.0	0.0	0.0
	17012	食塩	0.2	0	0.0	0.0	0.2
	17027	固形ブイヨン	0.5	1	0.0	0.0	0.2
	17064	こしょう・白	0.1	0	0.0	0.0	0.0
		水	50				
		小　計　（主菜）		191	17.9	8.4	0.7
温野菜サラダ	02017	じゃがいも	80	47	1.0	0.0	0.0
	06214	にんじん	20	6	0.1	0.0	0.0
	06263	ブロッコリー	30	11	1.1	0.1	0.0
	17012	食塩	0.1	0	0.0	0.0	0.1
	17041	サウザンアイランドドレッシング	10	39	0.0	3.8	0.3
	17064	こしょう・白	0	0	0.0	0.0	0.0
		小　計　（副菜）		103	2.2	3.9	0.4
ミネストローネ	01063	マカロニ・乾	0	0	0.0	0.0	0.0
	06061	キャベツ	30	6	0.3	0.0	0.0
	06153	たまねぎ	20	7	0.1	0.0	0.0
	06214	にんじん	20	6	0.1	0.0	0.0
	11186	ウインナーソーセージ	15	48	1.6	4.4	0.3
	11185	ショルダーベーコン	0	0	0.0	0.0	0.0
	06184	トマト・缶詰・ホール（食塩無添加）	150	32	1.4	0.2	0.0
	17034	トマトピューレー	20	9	0.3	0.0	0.0
	14001	オリーブ油	2	18	0.0	2.0	0.0
	17012	食塩	0.1	0	0.0	0.0	0.1
	17027	固形ブイヨン	1	2	0.1	0.0	0.4
	03003	上白糖	1	4	0.0	0.0	0.0
	17007	こいくちしょうゆ	0.5	0	0.0	0.0	0.1
	17064	こしょう・白	0.1	0	0.0	0.0	0.0
		小　計　（汁物）		132	3.9	6.6	0.9
フルーツポンチ	01120	白玉粉	10	35	0.6	0.1	0.0
	07102	パインアップル・缶詰	35	27	0.1	0.0	0.0
	07035	うんしゅうみかん・缶詰・果肉	35	22	0.2	0.0	0.0
	03003	上白糖	8	31	0.0	0.0	0.0
	07070	さくらんぼ・国産	3	2	0.0	0.0	0.0
		小　計　（デザート）		109	0.9	0.1	0.0
		合　計		757	30.1	24.1	2.7
		給与栄養目標量		730	24〜37	16〜25	2.4 未満

【エネルギー産生栄養素バランス】
①たんぱく質エネルギー比率：16.1％E　②脂質エネルギー比率：28.9％E　③炭水化物エネルギー比率：55.0％E

注）炭水化物エネルギー比率＝100－（たんぱく質エネルギー比率＋脂質エネルギー比率）とした。

(3) 栄養量の評価と給与栄養目標量を満たすための改善方法

- エネルギーが過剰である。
- たんぱく質は範囲内に収まっているが、脂質は目標範囲内ではない。
- 食塩使用量が多い。

図表3-2-4　給与栄養目標量を満たすための改善方法

改善課題	献立名	変更内容
エネルギーの過剰	パン	・ロールパンを3個から2個に減らした。
脂質の過剰	パン	・マーガリンをジャムに変更した。
	鶏肉のホワイトソースかけ	・若鶏もも皮つきを皮なしにした。
	温野菜サラダ	・マヨネーズをサウザンアイランドドレッシングに変更した。
	ミネストローネ	・ベーコンを削除した。 ・オリーブ油を減量した。
食塩の過剰	パン	・3個から2個に減らした。
	鶏肉のホワイトソースかけ	・有塩バターを食塩不使用バターに変更した。 ・食塩、固形ブイヨンを減量した。
	ミネストローネ	・ウインナーを減量した。 ・ベーコンを削除した。 ・固形ブイヨンを半量にした。

3　献立の評価

(1) 作業管理を意識した献立作成

　作業管理は「ムリ」「ムダ」「ムラ」をなくし、栄養・食事管理による安全な食事を時間内に届けるために行う。調理作業は、その日の献立、調理予定数、給食業務従事者の技術などによって変化するため、それらを想定して献立を作成することが大切である。
- 複数の献立を提供する場合は、魚類や野菜類などは極力同じ食材を使用するなどの工夫をする。
  - 食材の種類が少ないと下処理の作業効率がよくなる。
  - ザルやボールなどの小型調理用具（什器）が少なくて済む（洗い物も減少する）。
  - 下処理後の食材の冷蔵庫保管場所が確保しやすい。
  - 食材を重複して使用することが少なくなり、使い込みの危険性が解消される。
  - ゆでる、焼く、蒸すなどの調理作業を効率よく行うことができる。
- 下処理時間を短縮するには、むきたまねぎやカット野菜の購入を検討する。
- 味つけの均一化や調理の精度管理を高めるために調理マニュアルを作成するとともに、絶えず訓練をする。
- 作業に人数が必要な配膳時間帯に多くの人員を配置するように計画する。

- 行事食などの特別な日は、スタッフを適正に配置する。
- 調理担当者や調理機器の能力に配慮する。
- 配膳時間に基づき、調理作業時間を考慮して作業分担を行う。
- 発注から調理、供食に至る全工程の安全性に配慮する。

(2) コスト管理を意識した献立作成

決められた予算の範囲内で、顧客満足度の高い最善の食事を提供するための献立を作成するには、以下の点に留意することが大切である。

- 一般に、野菜、魚類、果物などの食材は、旬の最盛期に単価が安くなる（48頁、図表1－3－8参照）。コスト管理のために、また献立に季節感をもたせるためにも、店頭での出回り時期と単価は常に意識する。季節によって冷凍食品を利用するなどの工夫をする。
- よい食材をより安価で購入するために、規格と品質を明確に示して数社の競争による購入を考慮する。
- 一般に、「おいしいご飯」と「温かい汁物」は満足度の高さにつながる。米は日本人の主食であることから、絶えず品質を考慮することが重要である。副菜や果物には、1品または1食品でも季節感のある食材を使用して変化をつけることが望ましい。
- 予定食数と実施食数の差を最小限におさえるために、食数統計や経験に基づいて人数を把握し、実態に応じてこまめに発注量を変更する。
- 適切な在庫管理を行うために、在庫食品(貯蔵食品)は適正量を保管する。賞味(消費)期限を確認した先入れ・先出し(古いものからの使用)を徹底し、ムダのないようにする。
- オーブンなどによる調理の失敗を防ぐために、各種調理マニュアルを作成しておく。
- 食材の廃棄は、食材がムダになると同時に処理にも経費が必要になるため、減量に努める。野菜やいも類の下処理には、均一化した適正な処理方法で行う。
- 光熱水費や洗剤などの経費のムダをなくすために、保温・保冷配膳車の稼働時間、未使用箇所の照明、不必要な水道使用、洗剤の適正濃度での使用、ガスの種火の消し忘れなどに注意する。
- 残食調査等の実施、作業マニュアルの作成、給食施設の経営統計資料の共有化などによって、スタッフ全員が常に経営意識をもつ。

ひとくちメモ

献立の計画と改善について

献立をコンピューター管理していると食材の変更がおろそかになり、季節感が薄れがちなので、旬の食品を生かした献立計画を心がける。4週サイクルの場合は、旬の食材や行事食を考慮して献立を見直し、先に365日分の予定献立を作成しておく。

献立の改善にあたっては、食材、生産、安全・衛生、原価などの管理過程で感じた事項、残菜の観察・調査、利用者の意見、検食簿などを参考に行う。

Work 3-3 評価・改善のための各種調査法

実習の内容

① 図表3-3-1を参考にして、残菜調査を行いましょう。
　【使用するシート】シート25　残菜（喫食）調査表
② 図表3-3-3を参考にして、盛り残し及び残食調査を行いましょう。
　【使用するシート】シート26　盛り残し及び残食調査表
③ 図表3-3-4を参考にして、廃棄率調査を行ってみましょう。
　【使用するシート】シート27　廃棄率調査表
④ 図表3-3-5を参考にして、吸油率と揚げ衣の割合を調べましょう。
　【使用するシート】シート28　吸油率と揚げ衣の割合
⑤ 図表3-3-6を参考にして、乾物の重量増加を調べましょう。
　【使用するシート】シート29　乾物の重量増加記録表
⑥ 加熱油脂の劣化度を調べましょう。
⑦ スタンプテストを実施し、手指、調理器具、食品などの衛生状態を調べましょう。
　【使用するシート】シート30　スタンプテスト評価表

ポイント解説

1　残菜調査

(1) 残菜調査（喫食調査）の目的

　「残菜」とは、「食べ残し」を指す。残菜量（喫食量）の計測により、献立の量・質・味について評価し、その結果を評価、改善して栄養・食事（献立）計画、調理計画に活かすことが重要である。また、個人別に残菜量を実測する、あるいは献立別に残した量を質問紙法（71頁、図表1-8-2参照）や観察法（71頁、図表1-8-3参照）により実摂取量を求め、個人の栄養管理にフィードバックする。特に傷病者、高齢者などの栄養管理では必要な評価項目の1つである。残菜の同義語として、残食を用いることもある。

(2) 残菜調査の方法

　秤量法が一般的である。献立別または料理別に供食重量を計測する。また、残菜量の多い場合には、献立の量・質・味・形状・硬さについて検討する。

Work 3-3 評価・改善のための各種調査法

図表 3－3－1 残菜（喫食）調査表の例【シート25】

令和　年　月　日（　）　クラス：＿＿＿＿　班：＿＿＿＿　担当者：＿＿＿＿＿＿＿＿

食数：　100　食　　喫食者数：　98　人

献立区分	献立名	残菜量（kg）	備考（多い残菜）
主食	ごはん	2.4	残菜の約1/2
主菜	から揚げ	0.2	残菜はほとんど見られない
副菜	付け合わせ	1.2	残菜が多かった
副菜	サラダ	0.1	残菜はほとんど見られない
汁	－	－	－
デザート	フルーツ	0.2	残菜はほとんど見られない
その他	漬物	0.1	残菜はほとんど見られない
1人当たりの残菜量（g）＝残菜量（g）／喫食者数（人）		43　g	

果物の皮、魚の骨・皮、酢の物の汁など廃棄部分とみなせるものは残菜量から省く。

図表 3－3－2 秤量法による盛り残し調査の算定方法

盛り残しの状況	算出方法
盛り残し（盛りつけ残り）がない場合	（全体の）出来上がり重量＝供食重量
盛り残し（盛りつけ残り）がある場合	（全体の）出来上がり重量－盛り残し重量＝供食重量
（全体の）出来上がり重量または供食重量が測定できない場合	1人分の盛りつけ重量（10食程度の平均値）×供食数＝供食重量

図表 3－3－3 盛り残し及び残食調査表の例【シート26】

令和　年　月　日（　）　クラス：＿＿＿＿　班：＿＿＿＿　担当者：＿＿＿＿＿＿＿＿

食数：　100　食　　喫食者数：　98　人　　残食数：　2　食（食数－喫食者数）

献立名	1人分重量（g）	（全体の）出来上がり重量 A（kg）	残食及び盛り残し重量 B（kg）	供食重量 A－B＝C（kg）	残食及び盛り残し率 B÷A×100（％）
ごはん	220	23.0	1.0	22.0	4.3
から揚げ	85	8.5	0.0	8.5	0.0
付け合わせ	71	7.6	0.5	7.1	6.6
サラダ	120	13.0	1.0	12.0	7.7
漬物	20	2.0	0.0	2.0	0.0
フルーツ	50	5.5	0.0	5.5	0.0

（3）残菜調査の評価

残菜は少ないことが望ましい。

2 盛り残し調査

(1) 盛り残し調査の目的

「盛り残し」とは、「盛りつけの残り」を指す。給食施設の現場では、個別に対応した栄養管理を行うことによって食材の1人当たりの分量を決定するが、生産管理が円滑に実施されなければ、食材の過不足が生じてしまい、必要な分量が満たされない可能性がある。したがって盛り残し調査を実施し、その結果を評価、改善して、栄養学的な問題だけではなく、経済的、環境的な問題などに配慮した給食運営を行う。

(2) 盛り残し調査の方法

秤量法が一般的である。献立別または料理別に（全体の）出来上がり重量を計測する。

盛り残し率（％）＝盛り残し（盛りつけの残り）重量÷出来上がり重量×100

(3) 盛り残し調査の評価

盛り残し率は低いことが望ましい。盛り残し調査によって、献立別、材料別に把握し、盛り残し率をゼロに近づけるように工夫する。盛り残しが発生する主な要因として考えられるのは、①予定献立と実施献立の差、②購入先、季節、産地、下処理などの諸条件による廃棄率の変動、③1人当たりの盛りつけ量の多い、少ないなどが考えられるため、その場合には検討、見直しを行う。

3 残食調査

(1) 残食調査の目的

「残食」とは、「売れ残り」を指す。残食調査は、残食数すなわち提供せず売れ残った食数を調べることで、無駄をなくすことを目的とする。

食数ではなく、残食の重量（残食量）を調べるケースもある。盛り残しとは区別する。

(2) 残食調査の方法

定食方式の場合、以下の式で求める。図表3－3－3を参照する。

残食数＝食数－喫食者数

カフェテリア方式などでは、料理別に残食数を求める。

(3) 残食調査の評価

残食数が多いと、食品ロスや食材料費の増加につながるため、予定食数及び予備食数の見直しを行う。

4　廃棄率

廃棄率は、日本食品標準成分表に記載されている数値を用いるが、食品の品種、形状、季節、調理器具、技術レベルなどによって変化する。特に大量調理では廃棄量が多くなるため、使用頻度の高い食品は、給食施設ごとに廃棄率調査を実施したうえで、実態に応じた廃棄率を使用する。

廃棄率（％）＝廃棄量÷使用量×100

図表3－3－4　廃棄率調査表の例【シート27】

令和　　年　　月　　日（　）　クラス：　　　　班：　　　　担当者：

食品名	購入量(g)	使用量(g)	廃棄量(g)	純使用量(g)	廃棄率(％)	成分表廃棄率(％)	差(％)	備考
じゃがいも	1,280	1,280	200	1,080	15.6	10	5.6	球根皮むき機（ピーラー）
にんじん	3,100	3,100	250	2,850	8.1	10	－2	手作業

注）廃棄率（％）＝廃棄量÷使用量×100
　　使用量＝調理に使用した量（廃棄部分を含む）

5　吸油率と揚げ衣の割合

揚げ物では、食品から水分が蒸発し、油が吸収される。実際の吸油率及び揚げ衣の割合を把握し、献立作成時の参考とする。

図表3－3－5　吸油率と揚げ衣の割合の例【シート28】

令和　　年　　月　　日（　）　クラス：　　　　班：　　　　担当者：

実習日	食品名	調理前（g）			調理後（g）			吸油量(g)(調理前－後)	吸油率(％)	油の温度(℃)	食品の重量(g)	使用した衣の重量(g)	残った衣の重量(g)	衣の割合(％)
		容器＋油	容器重量	油の重量	容器＋油	容器重量	油の重量							
／	エビフライ	1,850	700	1,150	1,450	700	750	400	13.3	180	3,000	480	35	14.8

注）吸油率＝吸油量÷食品の重量×100
　　食品の重量＝素材の重量＋衣の重量
　　衣の割合＝（使用した衣の重量－残った衣の重量）÷食品の重量×100

6 乾物の重量増加（吸水率）

乾物の重量増加を知ることは、献立・作業管理において重要である。無駄を省き、効率的な作業につながる。

図表3－3－6　乾物の重量増加記録表の例【シート29】

令和　　年　　月　　日（　）　クラス：＿＿＿＿　班：＿＿＿＿　担当者：＿＿＿＿

実習日	食品名	製造元	気温(℃)	水温(℃)	使用量(g)	もどし後の重量(g)	もどし後の倍率(倍)	もどし時間(分)	備考
8／4	乾燥わかめ	○×商店	29	22	15	182	12.1	10	
／									

注）水切りはザルで実施。

7 油の劣化

揚げ物に使用する油は、複数回使用することが多いため、必要に応じて加熱油脂劣化度を判定することが必要である。判定結果の数値が2.0以下であればまだ使用できる油であるが、においや泡立ちがひどくなれば新油に交換する。手順は、以下のとおりである。

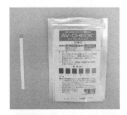

加熱油脂劣化度判定用試験紙の例

①室温まで油の温度を戻す。
②試験紙を油に浸し、2秒後に取り出す。
③試験紙に付着した余分な油を取り除く。
④取り出してから30秒後に、試験紙の変色を色調表と比較して酸化を判定する。

8 衛生検査（スタンプテスト）

スタンプテストは、手指、調理器具、食品などの表面に培地面を接触させて表面の微生物を採取し、定量的に細菌数を測定できる簡易検査法である。

手指、調理器具、食品などのそれぞれの検体に応じて培地を選択し、一定の圧力で培地に軽く押しつけた後、37℃で24時間培養する。なお、培地によって培養時間が異なる。一般的な培地とその目的は、図表3－3－7のとおりである。また、スタンプテストの操作手順と判定例は、図表3－3－8、図表3－3－9のとおりである。

評価は、出現したコロニー数によって衛生状態を確認する。検査結果によっては、食品の二次汚染を防止するために、手洗い方法、調理器具、食品などの取り扱い方法を改善する。

Work 3-3 評価・改善のための各種調査法

図表3-3-7 一般的な培地と目的

培　地	検査の目的
標準寒天培地（一般細菌）	食品及び調理環境の衛生評価
デゾキシコレート寒天培地（大腸菌群）	調理環境、従事者などの衛生評価
TGSE寒天培地（黄色ブドウ球菌）	食品、調理環境、従事者などの黄色ブドウ球菌汚染評価
MLCB寒天培地（サルモネラ）	卵・肉類及びその加工品などのサルモネラ汚染評価

図表3-3-8 スタンプテストの操作手順

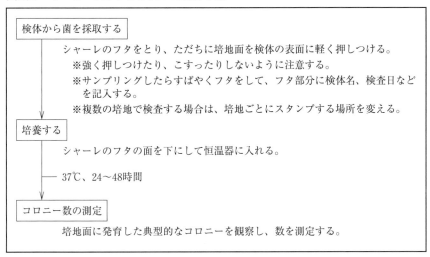

図表3-3-9 スタンプテスト判定（例）

コロニー数	判定基準	記号	清潔度
0個	清潔	−	◎
1〜9個	ごくわずかに汚染	±	◎
10〜29個	軽度に汚染	＋	○
30〜99個	中等度に汚染	＋＋	△
100個以上	重度に汚染	＋＋＋	×

注）セレウス寒天培地などの場合、陰性（検出数0、−）と陽性（検出数1個以上、＋）で判定し、陽性の場合は注意を要する。

●用語のまとめ

「残菜調査」：食べ残し調査（集団に対する調査と個別の利用者に対する調査がある）
「喫食調査」（＝「残菜調査」）：個別の利用者に対する喫食量の調査
「盛り残し調査」：盛りつけの残り量の調査
「残食量調査」：売れ残り量の調査
「残食数調査」：売れ残った食数の調査

注）残菜の同義語として、残食を用いることもある。

ひとくちメモ

緊急対応マニュアルの整備

　例えば病院給食では、1日たりとも食事を欠かすことはできない。管理栄養士・栄養士本人や調理関係者の急病、また、調理機器類の停電による停止や故障、台風が接近する時期の食材納入業者との事前調整や代替え食品への対応など不測の事態が発生することがある。したがって、緊急対応マニュアルの整備が重要である。マニュアルは置き場所を明確にし、関係者がいつでも利用できる状態にしておく。また、病院や施設が作成している災害時マニュアルとの整合性をもたせ、定期的に更新する必要がある。マニュアルの作成例は、以下のとおりである。

- 栄養・食事管理部門全員及び関連部署への連絡網
- 食材納入業者、調理設備・機器関係業者の連絡網
- 水道、電気、ガスなどライフライン停止に伴う連絡網及び代替対応
- 備蓄食品リスト及び定期的補充方法・緊急対応メニュー
- 災害発生時、食中毒発生時の対応マニュアル
- コンピューター停止時の手書き帳票の記入様式の作成

※緊急時に対応した状況について時系列に記録するなど、対応事項の記録様式を作成しておくとよい。

　なお、これらのマニュアル作成に関する身近な情報は、地域の栄養士が集まる機会が多い最寄りの保健所の栄養士学習会や研究会などで入手できる。

献立作成の実際

　献立作成時には、給与栄養目標量、エネルギー産生栄養素バランス等を満たし、食品構成表により食品のバランスや使用頻度を考慮する。しかし、実際には、鉄や食物繊維などの栄養素は日常的に使用する食品のみで満たすことが困難な場合がある。特に、令和4年度の「国民健康・栄養調査」での成人（20歳以上）の摂取平均値が17.6gであることからみて、低エネルギーで食物繊維を19g以上摂取することは困難であるため、10g／1,000kcal程度を目安にするとよい。

　まず、鉄や食物繊維など不足しがちな栄養素を多く含む食品の使用を検討するが、一部足りない場合には、喫食状況などを考慮して強化食品（例：鉄強化のり佃煮、食物繊維配合食品等）を使用しても差し支えない。

Unit 0
オリエンテーション

Unit 1
計　画

Unit 2
実　施

Unit 3
評価・改善

Unit 4
原価管理

Work 4-1　原価計算の演習

実習の内容

①図表4-1-1の事例1～3をもとに、労務費を算出しましょう。また、図表4-1-2から、製造原価及び販売価格を算出しましょう。なお、小数点以下は切り上げ、整数とします。

②事例1～3で得られた製造原価及び販売価格についてそれぞれの特性を理解し、事例ごとの販売戦略を検討しましょう。

図表4-1-1　労務費算出表

		事例1	事例2	事例3
営業日数（A）		22日／月	25日／月	20日／月
食数（B）		1,500食／日	2,000食／日	1,000食／日
残食率		5％	7％	3％
1食あたりの直接材料費（C）		315円	250円	280円
月間間接材料費（D）		250,000円	300,000円	200,000円
労務費（E）	責任者（管理栄養士）月給	425,000円	362,000円	395,000円
	調理員人数	9人	13人	6人
	時給	1,100円	1,150円	1,050円
	作業時間	6時間／日	6時間／日	6時間／日
		円	円	円
経費（F）		2,800,000円	3,000,000円	2,000,000円
利益率		20％	5％	15％

※食数は定食数として算出、月間間接材料費は総額で算出している。
※残食とは売れ残りをさす。
※労務費は合計の金額として算出する。責任者月給＋（調理員人数×時給×作業時間×営業日数）で得られる。
※利益率は粗利益の利益率を算出している。

図表4-1-2　製造原価及び販売価格算出表

		事例1	事例2	事例3
月間予定調理（製造）数	（A）×（B）			
月間直接材料費	（A）×（B）×（C）			
月間間接材料費	（D）			
調理従事者の労務費総額	（E）			
経費	（F）			
製造原価	135頁の計算式を参照			
販売価格	135頁の計算式を参照			

※本来、労務費には、保険、賞与・退職金引当金、福利厚生費などを含むが、本演習では「月給」として検討する。
※経費は総額で算出している。
※本来、販売価格には本社費などの営業費を加えるが、本事例では省略した。

ポイント解説

1 原価構成

　原価は、製品の元値のことで、原価にかかわる費用には、材料費、労務費、経費がある。材料費とは給食の調理（生産）に直接必要な原材料費、労務費とは給食に係わるスタッフの給料・賃金、経費とは給食に係わる材料費、労務費以外の費用のことである。これらの費用を直接費と間接費に分類すると、図表4－1－3のようになる。

図表4－1－3　原価構成

原価の費用構成		例
原価	材料費	直接材料費	米、肉、魚、野菜などのさまざまな食材。
		間接材料費	バラン、アルミカップ、串など盛りつけ時に必要な食品以外の材料費。
	労務費	直接労務費	直接調理を担当する栄養士、調理師などの給料、賃金。
		間接労務費	食事の配送、食器洗浄などを担当するスタッフの給料、賃金。
	経費	直接経費	光熱水費、ラップ、ふきんなど調理時に直接使用する消耗品などの費用。
		間接経費	検便・健診費用、清掃用具、手洗い洗剤などの費用。
		その他の経費	事務用品、減価償却、保守・メンテナンスなどの費用。

2 販売価格の決定

　販売価格を決定するには、まず製造原価を求め、製造原価に想定（計画）する利益率と消費税率を乗じて求める。

$$製造原価 = \frac{（月間直接材料費＋月間間接材料費＋労務費＋経費）\times （1＋残食率^{※}）}{調理（製造）数}$$

※残食率＝想定する残数（％）÷100

$$販売価格 = \{製造原価 \times (1＋利益率^{※1})\} \times (1＋消費税率^{※2})$$

※1　利益率＝想定（計画）する利益率（％）÷100
※2　消費税率＝国の設定する消費税率（％）÷100

Work 4-2 ABC分析の演習

> **実習の内容**
> ①実習で使用した食材について、消費日計表(食品購入記録)をもとに食品群別に使用量及び金額を抜粋し、食材全体の占有比率(使用金額)を求めましょう。さらに累積構成比率を求め、A、B、Cの各グループに分類しましょう。
> 　【使用するシート】 シート31　食品群別使用金額集計表及び累積構成比率算出表
> ②ABC分析図(グラフ)を作成しましょう。
> ③Aグループの食品についての管理(使用)方法を検討しましょう。

ポイント解説

1 ABC分析とは

　原価管理を検討する場合、占有比率を把握するABC分析がよく用いられる。購入金額の累積比率80%までを占める食材をAグループ、次の15%(累積比率80〜95%まで)を占める食材をBグループ、次の5%(累積比率95〜100%まで)を占める食材をCグループに分類し、Aグループにある食材の購入価格を重点的に検討するもので、経営管理の手法の1つである。一般的な会計管理では、Aグループ70%、Bグループ20%、Cグループ10%がよく使用され、ほかにもメニュー分析、労務費分析などにも広く使用される。

2 ABC分析の算出手順

①一定期間内の各食材の使用金額を算出する。
②それぞれの食品の食材料費占有率を求める。

$$食材料費占有率 = \frac{当該食品の一定期間内の金額}{一定期間内の食材料費合計額}$$

③上記②を比率の大きい順に左側から並べる。占有率は、右側にいくほど累積する。
④累積構成比率80%までを占める食材をAグループ、80〜95%を占める食材をBグループ、95〜100%を占める食材をCグループに区別する。
⑤食材料原価に対する全体的な影響が大きいAグループの食品の管理方法を検討する。

　図表4-2-3の例では、特に「その他の野菜」「魚介類」「肉類」の占有比率が大きい。主なたんぱく質源である「魚介類」「肉類」の見直しは、顧客満足に影響すると考えられるため、「その他の野菜」の単価(使用金額)が高い食材を確認し、他の食材への変更を検討する。

Work 4−2　ABC分析の演習

図表４−２−１　食品群別使用金額集計表の例【シート31】

No.	食品群	使用量（kg）	使用金額(円)	占有比率(%)
1	穀類	330.0	106,901	7.2
2	魚介類	170.0	292,314	19.8
3	肉類	150.0	255,469	17.3
4	卵類	74.5	16,589	1.1
5	乳類	100.0	32,098	2.2
6	豆類	120.0	46,901	3.2
7	いも類	160.0	71,379	4.8
8	緑黄色野菜	350.0	110,002	7.5
9	その他の野菜	550.0	300,000	20.3
10	果実類	180.0	92,356	6.3
11	藻類・きのこ類	4.5	20,193	1.4
12	砂糖類	40.3	6,938	0.5
13	油脂類	140.0	34,802	2.4
14	調味料類（みそ含む）	−	88,678	6.0
	合計	2,369.3	1,474,620	100.0

図表４−２−２　累積構成比率算出表【シート31】

No.	食品群	使用量（kg）	使用金額(円)	占有比率(%)	累積構成比率(%)	グループ分け
9	その他の野菜	550.0	300,000	20.3	20.3	Aグループ
2	魚介類	170.0	292,314	19.8	40.1	Aグループ
3	肉類	150.0	255,469	17.3	57.4	Aグループ
8	緑黄色野菜	350.0	110,002	7.5	64.9	Aグループ
1	穀類	330.0	106,901	7.2	72.1	Aグループ
10	果実類	180.0	92,356	6.3	78.4	Aグループ
14	調味料類（みそ含む）	−	88,678	6.0	84.4	Bグループ
7	いも類	160.0	71,379	4.8	89.2	Bグループ
6	豆類	120.0	46,901	3.2	92.4	Bグループ
13	油脂類	140.0	34,802	2.4	94.8	Bグループ
5	乳類	100.0	32,098	2.2	97.0	Cグループ
11	藻類・きのこ類	4.5	20,193	1.4	98.4	Cグループ
4	卵類	74.5	16,589	1.1	99.5	Cグループ
12	砂糖類	40.3	6,938	0.5	100.0	Cグループ
	合計	2369.3	1,474,620	100.0	−	−

図表４−２−３　ABC分析図

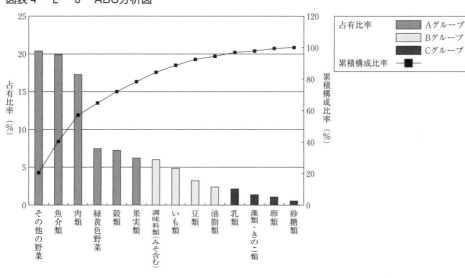

Work 4-3 損益分岐点分析の演習

実習の内容

①図表4-3-1から図表4-3-5に600床の病院の収益例を示した。☐内に数値を計算して記入し、収益管理表を完成させましょう。

②損益分岐図を作成して、損益分岐点を求めましょう。

【使用するシート】 シート32 損益分岐図作成用紙

ポイント解説

1 損益分岐点とは

収益が費用より大きければ利益、費用が収益より大きければ損失が発生する。損益分岐点とは、収益と費用が同額の状態で、利益も損失もない状態のことである。

図表4-3-1 収入内訳

	月間の給食状況	単 価	延食数/月	金 額
食事関連収入	入院時食事療養費Ⅰ[※1]	690	49,865	
	特別食加算[※2]	76	22,352	
	食堂加算[※3]	50	18,600	
	特別メニューの食事(自費)[※4]	100	1,287	
	産科・人間ドックの食事(自費)[※5]	1,500	3,572	
	小 計			
指導関連収入	個人栄養食事指導料	2,600	867	
	集団栄養食事指導料	800	359	
	在宅患者訪問栄養食事指導料	5,300	125	
	保険外栄養食事指導料(自費)[※6]	3,000	472	
	小 計			
	総 合 計			

※1 1食:690円
※2 1食:76円
※3 1人1日:50円、数は延人数
※4 自費(病院設定):入院時食事療養費に1食100円加算
※5 自費(病院設定):1食1,500円
※6 自費(病院設定):人間ドック、健康診断等の有料指導

図表4－3－2　人件費内訳（月額）

職種		人数	1日勤務時間	時給	月間勤務時間	給与	各種引当金	交通費	合計
常勤	管理栄養士	1	－	－	－	350,000		10,000	
	管理栄養士	2	－	－	－	642,000		22,000	
	管理栄養士	1	－	－	－	264,000		3,000	
	管理栄養士	1	－	－	－	225,000		20,000	
	管理栄養士	1	－	－	－	210,000		10,000	
	調理師	1	－	－	－	262,000		15,000	
	調理師	3	－	－	－	708,000		24,000	
	調理師	2	－	－	－	450,000		13,000	
	調理師	3	－	－	－	636,000		7,500	
	調理師	15	－	－	－	3,112,500		81,000	
非常勤	調理師	3	7.0	1,100	462			5,000	
	栄養士	1	7.0	1,100	154			3,000	
	栄養士	1	4.0	1,050	88			2,000	
	調理補助	1	6.5	1,000	143			4,500	
	調理補助	1	5.0	1,000	110			1,000	
	調理補助	2	4.0	1,000	176			8,500	
	洗浄員	2	5.5	1,000	242			2,000	
	洗浄員	4	4.0	1,000	352			12,500	
合　計		45	－	－	－				

注1）1か月22日勤務とする。
　2）各種引当金（賞与・退職金等）は、常勤職員が給与の20％、非常勤職員が5％とする。

図表4－3－3　経費内訳（月額）

内　訳			金　額
消耗品費	洗剤など	洗剤、消毒液、漂白剤など	212,500
	その他	ラップ、アルミホイル、マスク、ディスポ手袋、ゴミ袋など	176,321
衛生費	検便費	1,000円×45名×16回（6～9月2回）／12か月	
	被服費	調理着、クリーニング費	112,520
委託費		ダクト清掃、残飯処理、ゴミ処理、廃油処理など	62,500
事務関係費		文房具、用紙、通信費など	65,000
合　計			

図表4−3−4　その他の経費

項　目		年関係費	月間費
一般管理費[※1]		37,620,000	
光熱水費		25,320,000	
減価償却費	設備償却費／10年[※2]	12,723,000	
	食器・備品償却費／3年[※3]	5,810,000	
合　計			

※1　保守・管理・施設費を含む。
※2　減価償却期間10年
※3　減価償却期間3年

図表4−3−5　収益計算表

費　用				収益（収入）	
変動費	給食材料費[※]			食事関連収入	
	経費	光熱水費		指導関連収入	
		消耗品費			
		衛生費			
		事務関係費			
		委託費			
固定費	人件費				
	減価償却費				
	一般管理費				
合　計				合　計	
収益（設備投資積立金）					

※　1食300円とする。
注）医療法では「非営利の原則」により収益（利益）をあげてはいけない。ここでは、将来の設備投資積立金として充当することとする。

2　計算式により損益分岐点を求める方法

　損益分岐点は、費用を「固定費」と「変動費」に分解したうえで、以下の数式から求める。なお、「固定費」とは、人件費、減価償却費、一般管理費、家賃、保険料、会議費など売上高の増減に関係なく発生する費用であり、「変動費」とは、食材料費、調理（生産）に係わる経費、販売手数料など売上高の増減に応じて発生する費用である。

$$損益分岐点 = \frac{固定費}{1-\frac{変動費}{売上高}} = \frac{固定費}{1-変動費率^{※}}$$

※変動費率＝変動費÷売上高

3 損益分岐図により損益分岐点を求める方法

①正方形でX軸を売上高、Y軸を費用（売上高・原価）とする。単位は金額（例えば1目盛り100万円）とする。
②販売価格は一定と仮定するので、0（基点）からの対角線が「売上高線」となる。
③算出した固定費をY軸にとって**A点**とし、A点からX軸と平行する「固定費線」を引く。算出した売上高をX軸にとって**B点**とし、B点から上方に延長し「固定費線」との交点を**C点**とする。
④上記③のA点に変動費を加えた点を上方にとって**D点**とし、D点からX軸と平行する線（固定費＋変動費の線）を引く。C点から上方に延長し、「固定費＋変動費の線」との交点を**E点**とする。
⑤A点とE点を結ぶ「総費用線」を引き、各売上高に対応する総費用を求める。
⑥上記②の売上高線と⑤の総費用線の交点である**F点**が損益分岐点となる。

図表4－3－6　損益分岐点

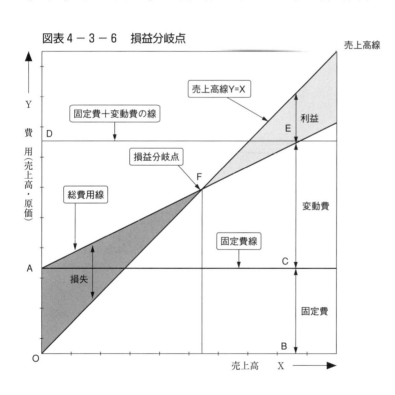

資料　大量調理施設衛生管理マニュアル（抄）

（平成9年3月24日衛食第85号別添）
（最終改正：平成29年6月16日生食発0616第1号）

Ⅰ　趣　旨

　本マニュアルは、集団給食施設等における食中毒を予防するために、HACCPの概念に基づき、調理過程における重要管理事項として、
① 原材料受入れ及び下処理段階における管理を徹底すること。
② 加熱調理食品については、中心部まで十分加熱し、食中毒菌等（ウイルスを含む。以下同じ。）を死滅させること。
③ 加熱調理後の食品及び非加熱調理食品の二次汚染防止を徹底すること。
④ 食中毒菌が付着した場合に菌の増殖を防ぐため、原材料及び調理後の食品の温度管理を徹底すること。
等を示したものである。
　集団給食施設等においては、衛生管理体制を確立し、これらの重要管理事項について、点検・記録を行うとともに、必要な改善措置を講じる必要がある。また、これを遵守するため、更なる衛生知識の普及啓発に努める必要がある。
　なお、本マニュアルは同一メニューを1回300食以上又は1日750食以上を提供する調理施設に適用する。

Ⅱ　重要管理事項

1．原材料の受入れ・下処理段階における管理

(1) 原材料については、品名、仕入元の名称及び所在地、生産者（製造又は加工者を含む。）の名称及び所在地、ロットが確認可能な情報（年月日表示又はロット番号）並びに仕入れ年月日を記録し、1年間保管すること。
(2) 原材料について納入業者が定期的に実施する微生物及び理化学検査の結果を提出させること。その結果については、保健所に相談するなどして、原材料として不適と判断した場合には、納入業者の変更等適切な措置を講じること。検査結果については、1年間保管すること。
(3) 加熱せずに喫食する食品（牛乳、発酵乳、プリン等容器包装に入れられ、かつ、殺菌された食品を除く。）については、乾物や摂取量が少ない食品も含め、製造加工業者の衛生管理の体制について保健所の監視票、食品等事業者の自主管理記録票等により確認するとともに、製造加工業者が従事者の健康状態の確認等ノロウイルス対策を適切に行っているかを確認すること。
(4) 原材料の納入に際しては調理従事者等が必ず立ち合い、検収場で品質、鮮度、品温（納入業者が運搬の際、別添1に従い、適切な温度管理を行っていたかどうかを含む。）、異物の混入等につき、点検を行い、その結果を記録すること。
(5) 原材料の納入に際しては、缶詰、乾物、調味料等常温保存可能なものを除き、食肉類、魚介類、野菜類等の生鮮食品については1回で使い切る量を調理当日に仕入れるようにすること。
(6) 野菜及び果物を加熱せずに供する場合には、別添2に従い、流水（食品製造用水[注1]として用いるもの。以下同じ。）で十分洗浄し、必要に応じて次亜塩素酸ナトリウム等で殺菌[注2]した後、流水で十分すすぎ洗いを行うこと。特に高齢者、若齢者及び抵抗力の弱い者を対象とした食事を提供する施設で、加熱せずに供する場合（表皮を除去する場合を除く。）には、殺菌を行うこと。

注1：従前の「飲用適の水」に同じ。（「食品、添加物等の規格基準」（昭和34年厚生省告示第370号）の改正により用語のみ読み替えたもの。定義については同告示の「第1　食品　B　食品一般の製造、加工及び調理基準」を参照のこと。）
注2：次亜塩素酸ナトリウム溶液又はこれと同等の効果を有する亜塩素酸水（きのこ類を除く。）、亜塩素酸ナトリウム溶液（生食用野菜に限る。）、過酢酸製剤、次亜塩素酸水並びに食品添加物として使用できる有機酸溶液。これらを使用する場合、食品衛生法で規定する「食品、添加物等の規格基準」を遵守すること。

2．加熱調理食品の加熱温度管理

　加熱調理食品は、別添2に従い、中心部温度計を用いるなどにより、中心部が75℃で1分間以上（二枚貝等ノロウイルス汚染のおそれのある食品の場合は85～90℃で90秒間以上）又はこれと同等以上まで加熱されていることを確認するとともに、温度と時間の記録を行うこと。

3．二次汚染の防止

(1) 調理従事者等（食品の盛付け・配膳等、食品に接触する可能性のある者及び臨時職員を含む。以下同じ。）は、次に定める場合には、別添2に従い、必ず流水・石けんによる手洗いにより

しっかりと2回（その他の時には丁寧に1回）手指の洗浄及び消毒を行うこと。なお、使い捨て手袋を使用する場合にも、原則として次に定める場合に交換を行うこと。
① 作業開始前及び用便後
② 汚染作業区域から非汚染作業区域に移動する場合
③ 食品に直接触れる作業にあたる直前
④ 生の食肉類、魚介類、卵殻等微生物の汚染源となるおそれのある食品等に触れた後、他の食品や器具等に触れる場合
⑤ 配膳の前

(2) 原材料は、隔壁等で他の場所から区分された専用の保管場に保管設備を設け、食肉類、魚介類、野菜類等、食材の分類ごとに区分して保管すること。
　　この場合、専用の衛生的なふた付き容器に入れ替えるなどにより、原材料の包装の汚染を保管設備に持ち込まないようにするとともに、原材料の相互汚染を防ぐこと。

(3) 下処理は汚染作業区域で確実に行い、非汚染作業区域を汚染しないようにすること。

(4) 包丁、まな板などの器具、容器等は用途別及び食品別（下処理用にあっては、魚介類用、食肉類用、野菜類用の別、調理用にあっては、加熱調理済み食品用、生食野菜用、生食魚介類用の別）にそれぞれ専用のものを用意し、混同しないようにして使用すること。

(5) 器具、容器等の使用後は、別添2に従い、全面を流水で洗浄し、さらに80℃、5分間以上の加熱又はこれと同等の効果を有する方法[注3]で十分殺菌した後、乾燥させ、清潔な保管庫を用いるなどして衛生的に保管すること。
　　なお、調理場内における器具、容器等の使用後の洗浄・殺菌は、原則として全ての食品が調理場から搬出された後に行うこと。
　　また、器具、容器等の使用中も必要に応じ、同様の方法で熱湯殺菌を行うなど、衛生的に使用すること。この場合、洗浄水等が飛散しないように行うこと。なお、原材料用に使用した器具、容器等をそのまま調理後の食品用に使用するようなことは、けっして行わないこと。

(6) まな板、ざる、木製の器具は汚染が残存する可能性が高いので、特に十分な殺菌[注4]に留意すること。なお、木製の器具は極力使用を控えることが望ましい。

(7) フードカッター、野菜切り機等の調理機械は、最低1日1回以上、分解して洗浄・殺菌[注5]した後、乾燥させること。

(8) シンクは原則として用途別に相互汚染しないように設置すること。特に、加熱調理用食材、非加熱調理用食材、器具の洗浄等に用いるシンクを必ず別に設置すること。また、二次汚染を防止するため、洗浄・殺菌[注3]し、清潔に保つこと。

(9) 食品並びに移動性の器具及び容器の取扱いは、床面からの跳ね水等による汚染を防止するため、床面から60cm以上の場所で行うこと。ただし、跳ね水等からの直接汚染が防止できる食缶等で食品を取り扱う場合には、30cm以上の台にのせて行うこと。

(10) 加熱調理後の食品の冷却、非加熱調理食品の下処理後における調理場等での一時保管等は、他からの二次汚染を防止するため、清潔な場所で行うこと。

(11) 調理終了後の食品は衛生的な容器にふたをして保存し、他からの二次汚染を防止すること。

(12) 使用水は食品製造用水を用いること。また、使用水は、色、濁り、におい、異物のほか、貯水槽を設置している場合や井戸水等を殺菌・ろ過して使用する場合には、遊離残留塩素が0.1mg／ℓ以上であることを始業前及び調理作業終了後に毎日検査し、記録すること。

注3：塩素系消毒剤（次亜塩素酸ナトリウム、亜塩素酸水、次亜塩素酸水等）やエタノール系消毒剤には、ノロウイルスに対する不活化効果を期待できるものがある。使用する場合、濃度・方法等、製品の指示を守って使用すること。浸漬により使用することが望ましいが、浸漬が困難な場合にあっては、不織布等に十分浸み込ませて清拭すること。
　　（参考文献）「平成27年度ノロウイルスの不活化条件に関する調査報告書」
　　（http://www.mhlw.go.jp/file/06-Seisakujouhou-11130500-Shokuhinanzenbu/0000125854.pdf）

注4：大型のまな板やざる等、十分な洗浄が困難な器具については、亜塩素酸水又は次亜塩素酸ナトリウム等の塩素系消毒剤に浸漬するなどして消毒を行うこと。

注5：80℃で5分間以上の加熱又はこれと同等の効果を有する方法（注3参照）。

4．原材料及び調理済み食品の温度管理

(1) 原材料は、別添1に従い、戸棚、冷凍又は冷蔵設備に適切な温度で保存すること。また、原材料搬入時の時刻、室温及び冷凍又は冷蔵設備内温度を記録すること。

(2) 冷凍又は冷蔵設備から出した原材料は、速やかに下処理、調理を行うこと。非加熱で供される食品については、下処理後速やかに調理に移行すること。
(3) 調理後直ちに提供される食品以外の食品は、食中毒菌の増殖を抑制するために、10℃以下又は65℃以上で管理することが必要である。（別添3参照）
　① 加熱調理後、食品を冷却する場合には、食中毒菌の発育至適温度帯（約20℃～50℃）の時間を可能な限り短くするため、冷却機を用いたり、清潔な場所で衛生的な容器に小分けするなどして、30分以内に中心温度を20℃付近（又は60分以内に中心温度を10℃付近）まで下げるよう工夫すること。
　　この場合、冷却開始時刻、冷却終了時刻を記録すること。
　② 調理が終了した食品は速やかに提供できるよう工夫すること。
　　調理終了後30分以内に提供できるものについては、調理終了時刻を記録すること。また、調理終了後提供まで30分以上を要する場合は次のア及びイによること。
　　ア　温かい状態で提供される食品については、調理終了後速やかに保温食缶等に移し保存すること。この場合、食缶等へ移し替えた時刻を記録すること。
　　イ　その他の食品については、調理終了後提供まで10℃以下で保存すること。
　　　この場合、保冷設備への搬入時刻、保冷設備内温度及び保冷設備からの搬出時刻を記録すること。
　③ 配送過程においては保冷又は保温設備のある運搬車を用いるなど、10℃以下又は65℃以上の適切な温度管理を行い配送し、配送時刻の記録を行うこと。
　　また、65℃以上で提供される食品以外の食品については、保冷設備への搬入時刻及び保冷設備内温度の記録を行うこと。
　④ 共同調理施設等で調理された食品を受け入れ、提供する施設においても、温かい状態で提供される食品以外の食品であって、提供まで30分以上を要する場合は提供まで10℃以下で保存すること。
　　この場合、保冷設備への搬入時刻、保冷設備内温度及び保冷設備からの搬出時刻を記録すること。
(4) 調理後の食品は、調理終了後から2時間以内に喫食することが望ましい。

5．その他
(1) 施設設備の構造
　① 隔壁等により、汚水溜、動物飼育場、廃棄物集積場等不潔な場所から完全に区別されていること。
　② 施設の出入口及び窓は極力閉めておくとともに、外部に開放される部分には網戸、エアカーテン、自動ドア等を設置し、ねずみや昆虫の侵入を防止すること。
　③ 食品の各調理過程ごとに、汚染作業区域（検収場、原材料の保管場、下処理場）、非汚染作業区域（さらに準清潔作業区域（調理場）と清潔作業区域（放冷・調製場、製品の保管場）に区分される。）を明確に区別すること。
　　なお、各区域を固定し、それぞれを壁で区画する、床面を色別する、境界にテープをはる等により明確に区画することが望ましい。
　④ 手洗い設備、履き物の消毒設備（履き物の交換が困難な場合に限る。）は、各作業区域の入り口手前に設置すること。
　　なお、手洗い設備は、感知式の設備等で、コック、ハンドル等を直接手で操作しない構造のものが望ましい。
　⑤ 器具、容器等は、作業動線を考慮し、予め適切な場所に適切な数を配置しておくこと。
　⑥ 床面に水を使用する部分にあっては、適当な勾配（100分の2程度）及び排水溝（100分の2から4程度の勾配を有するもの）を設けるなど排水が容易に行える構造であること。
　⑦ シンク等の排水口は排水が飛散しない構造であること。
　⑧ 全ての移動性の器具、容器等を衛生的に保管するため、外部から汚染されない構造の保管設備を設けること。
　⑨ 便所等
　　ア　便所、休憩室及び更衣室は、隔壁により食品を取り扱う場所と必ず区分されていること。なお、調理場等から3m以上離れた場所に設けられていることが望ましい。
　　イ　便所には、専用の手洗い設備、専用の履き物が備えられていること。また、便所は、調理従事者等専用のものが設けられていることが望ましい。
　⑩ その他
　　施設は、ドライシステム化を積極的に図ることが望ましい。
(2) 施設設備の管理
　① 施設・設備は必要に応じて補修を行い、施設の床面（排水溝を含む。）、内壁のうち床面

から1mまでの部分及び手指の触れる場所は1日に1回以上、施設の天井及び内壁のうち床面から1m以上の部分は1月に1回以上清掃し、必要に応じて、洗浄・消毒を行うこと。施設の清掃は全ての食品が調理場内から完全に搬出された後に行うこと。
② 施設におけるねずみ、昆虫等の発生状況を1月に1回以上巡回点検するとともに、ねずみ、昆虫の駆除を半年に1回以上（発生を確認した時にはその都度）実施し、その実施記録を1年間保管すること。また、施設及びその周囲は、維持管理を適切に行うことにより、常に良好な状態に保ち、ねずみや昆虫の繁殖場所の排除に努めること。
　なお、殺そ剤又は殺虫剤を使用する場合には、食品を汚染しないようその取扱いに十分注意すること。
③ 施設は、衛生的な管理に努め、みだりに部外者を立ち入らせたり、調理作業に不必要な物品等を置いたりしないこと。
④ 原材料を配送用包装のまま非汚染作業区域に持ち込まないこと。
⑤ 施設は十分な換気を行い、高温多湿を避けること。調理場は湿度80％以下、温度は25℃以下に保つことが望ましい。
⑥ 手洗い設備には、手洗いに適当な石けん、爪ブラシ、ペーパータオル、殺菌液等を定期的に補充し、常に使用できる状態にしておくこと。
⑦ 水道事業により供給される水以外の井戸水等の水を使用する場合には、公的検査機関、厚生労働大臣の登録検査機関等に依頼して、年2回以上水質検査を行うこと。検査の結果、飲用不適とされた場合は、直ちに保健所長の指示を受け、適切な措置を講じること。なお、検査結果は1年間保管すること。
⑧ 貯水槽は清潔を保持するため、専門の業者に委託して、年1回以上清掃すること。
　なお、清掃した証明書は1年間保管すること。
⑨ 便所については、業務開始前、業務中及び業務終了後等定期的に清掃及び消毒剤による消毒を行って衛生的に保つこと[注6]。
⑩ 施設（客席等の飲食施設、ロビー等の共用施設を含む。）において利用者等が嘔吐した場合には、消毒剤を用いて迅速かつ適切に嘔吐物の処理を行うこと[注6]により、利用者及び調理従事者等へのノロウイルス感染及び施設の汚染防止に努めること。

注6：「ノロウイルスに関するＱ＆Ａ」（厚生労働省）を参照のこと。

(3) 検食の保存
　検食は、原材料及び調理済み食品を食品ごとに50g程度ずつ清潔な容器（ビニール袋等）に入れ、密封し、−20℃以下で2週間以上保存すること。
　なお、原材料は、特に、洗浄・殺菌等を行わず、購入した状態で、調理済み食品は配膳後の状態で保存すること。

(4) 調理従事者等の衛生管理
① 調理従事者等は、便所及び風呂等における衛生的な生活環境を確保すること。また、ノロウイルスの流行期には十分に加熱された食品を摂取する等により感染防止に努め、徹底した手洗いの励行を行うなど自らが施設や食品の汚染の原因とならないように措置するとともに、体調に留意し、健康な状態を保つように努めること。
② 調理従事者等は、毎日作業開始前に、自らの健康状態を衛生管理者に報告し、衛生管理者はその結果を記録すること。
③ 調理従事者等は臨時職員も含め、定期的な健康診断及び月に1回以上の検便を受けること。検便検査[注7]には、腸管出血性大腸菌の検査を含めることとし、10月から3月までの間には月に1回以上又は必要に応じて[注8]ノロウイルスの検便検査に努めること。
④ ノロウイルスの無症状病原体保有者であることが判明した調理従事者等は、検便検査においてノロウイルスを保有していないことが確認されるまでの間、食品に直接触れる調理作業を控えるなど適切な措置をとることが望ましいこと。
⑤ 調理従事者等は下痢、嘔吐、発熱などの症状があった時、手指等に化膿創があった時は調理作業に従事しないこと。
⑥ 下痢又は嘔吐等の症状がある調理従事者等については、直ちに医療機関を受診し、感染性疾患の有無を確認すること。ノロウイルスを原因とする感染性疾患による症状と診断された調理従事者等は、リアルタイムPCR法等の高感度の検便検査においてノロウイルスを保有していないことが確認されるまでの間、食品に直接触れる調理作業を控えるなど適切な処置をとることが望ましいこと。
⑦ 調理従事者等が着用する帽子、外衣は毎日専用で清潔なものに交換すること。
⑧ 下処理場から調理場への移動の際には、外

衣、履き物の交換等を行うこと。（履き物の交換が困難な場合には履き物の消毒を必ず行うこと。）
⑨ 便所には、調理作業時に着用する外衣、帽子、履き物のまま入らないこと。
⑩ 調理、検食に従事しない者が、やむを得ず、調理施設に立ち入る場合には、専用の清潔な帽子、外衣及び履き物を着用させ、手洗い及び手指の消毒を行わせること。
⑪ 食中毒が発生した時の原因究明を確実に行うため、原則として、調理従事者等は当該施設で調理された食品を喫食しないこと。
　　ただし、原因究明に支障を来さないための措置が講じられている場合はこの限りでない。（試食担当者を限定すること等）
注7：ノロウイルスの検査に当たっては、遺伝子型によらず、概ね便1g当たり10^{5}オーダーのノロウイルスを検出できる検査法を用いることが望ましい。ただし、検査結果が陰性であっても検査感度によりノロウイルスを保有している可能性を踏まえた衛生管理が必要である。
注8：ノロウイルスの検便検査の実施に当たっては、調理従事者の健康確認の補完手段とする場合、家族等に感染性胃腸炎が疑われる有症者がいる場合、病原微生物検出情報においてノロウイルスの検出状況が増加している場合などの各食品等事業者の事情に応じ判断すること。

(5) その他
① 加熱調理食品にトッピングする非加熱調理食品は、直接喫食する非加熱調理食品と同様の衛生管理を行い、トッピングする時期は提供までの時間が極力短くなるようにすること。
② 廃棄物（調理施設内で生じた廃棄物及び返却された残渣をいう。）の管理は、次のように行うこと。
　ア　廃棄物容器は、汚臭、汚液がもれないように管理するとともに、作業終了後は速やかに清掃し、衛生上支障のないように保持すること。
　イ　返却された残渣は非汚染作業区域に持ち込まないこと。
　ウ　廃棄物は、適宜集積場に搬出し、作業場に放置しないこと。
　エ　廃棄物集積場は、廃棄物の搬出後清掃するなど、周囲の環境に悪影響を及ぼさないよう管理すること。

Ⅲ　衛生管理体制

1．衛生管理体制の確立

(1) 調理施設の経営者又は学校長等施設の運営管理責任者（以下「責任者」という。）は、施設の衛生管理に関する責任者（以下「衛生管理者」という。）を指名すること。
　　なお、共同調理施設等で調理された食品を受け入れ、提供する施設においても、衛生管理者を指名すること。
(2) 責任者は、日頃から食材の納入業者についての情報の収集に努め、品質管理の確かな業者から食材を購入すること。また、継続的に購入する場合は、配送中の保存温度の徹底を指示するほか、納入業者が定期的に行う原材料の微生物検査等の結果の提出を求めること。
(3) 責任者は、衛生管理者に別紙点検表に基づく点検作業を行わせるとともに、そのつど点検結果を報告させ、適切に点検が行われたことを確認すること。点検結果については、1年間保管すること。
(4) 責任者は、点検の結果、衛生管理者から改善不能な異常の発生の報告を受けた場合、食材の返品、メニューの一部削除、調理済み食品の回収等必要な措置を講ずること。
(5) 責任者は、点検の結果、改善に時間を要する事態が生じた場合、必要な応急処置を講じるとともに、計画的に改善を行うこと。
(6) 責任者は、衛生管理者及び調理従事者等に対して衛生管理及び食中毒防止に関する研修に参加させるなど必要な知識・技術の周知徹底を図ること。
(7) 責任者は、調理従事者等を含め職員の健康管理及び健康状態の確認を組織的・継続的に行い、調理従事者等の感染及び調理従事者等からの施設汚染の防止に努めること。
(8) 責任者は、衛生管理者に毎日作業開始前に、各調理従事者等の健康状態を確認させ、その結果を記録させること。
(9) 責任者は、調理従事者等に定期的な健康診断及び月に1回以上の検便を受けさせること。検便検査には、腸管出血性大腸菌の検査を含めることとし、10月から3月までの間には月に1回以上又は必要に応じてノロウイルスの検便検査を受けさせるよう努めること。
(10) 責任者は、ノロウイルスの無症状病原体保有者であることが判明した調理従事者等を、検便検査においてノロウイルスを保有していないことが確認されるまでの間、食品に直接触れる調

理作業を控えさせるなど適切な措置をとることが望ましいこと。
⑾　責任者は、調理従事者等が下痢、嘔吐、発熱などの症状があった時、手指等に化膿創があった時は調理作業に従事させないこと。
⑿　責任者は、下痢又は嘔吐等の症状がある調理従事者等について、直ちに医療機関を受診させ、感染性疾患の有無を確認すること。ノロウイルスを原因とする感染性疾患による症状と診断された調理従事者等は、リアルタイムPCR法等の高感度の検便検査においてノロウイルスを保有していないことが確認されるまでの間、食品に直接触れる調理作業を控えさせるなど適切な処置をとることが望ましいこと。
⒀　責任者は、調理従事者等について、ノロウイルスにより発症した調理従事者等と一緒に感染の原因と考えられる食事を喫食するなど、同一の感染機会があった可能性がある調理従事者等について速やかにノロウイルスの検便検査を実施し、検査の結果ノロウイルスを保有していないことが確認されるまでの間、調理に直接従事することを控えさせる等の手段を講じることが望ましいこと。
⒁　献立の作成に当たっては、施設の人員等の能力に余裕を持った献立作成を行うこと。
⒂　献立ごとの調理工程表の作成に当たっては、次の事項に留意すること。
　ア　調理従事者等の汚染作業区域から非汚染作業区域への移動を極力行わないようにすること。
　イ　調理従事者等の一日ごとの作業の分業化を図ることが望ましいこと。
　ウ　調理終了後速やかに喫食されるよう工夫すること。
　　　また、衛生管理者は調理工程表に基づき、調理従事者等と作業分担等について事前に十分な打合せを行うこと。
⒃　施設の衛生管理全般について、専門的な知識を有する者から定期的な指導、助言を受けることが望ましい。また、従事者の健康管理については、労働安全衛生法等関係法令に基づき産業医等から定期的な指導、助言を受けること。
⒄　高齢者や乳幼児が利用する施設等においては、平常時から施設長を責任者とする危機管理体制を整備し、感染拡大防止のための組織対応を文書化するとともに、具体的な対応訓練を行っておくことが望ましいこと。また、従業員あるいは利用者において下痢・嘔吐等の発生を迅速に把握するために、定常的に有症状者数を調査・監視することが望ましいこと。

（別添１）原材料、製品等の保存温度
　　79頁参照

（別添２）標準作業書
（手洗いマニュアル）
　　77頁参照

（器具等の洗浄・殺菌マニュアル）
１．調理機械
　　112頁参照

２．調理台
　　113頁参照

３．まな板、包丁、へら等
　　113頁参照

４．ふきん、タオル等
　　113、114頁参照

（原材料等の保管管理マニュアル）
１．野菜・果物
　　84頁参照

２．魚介類、食肉類
　　84頁参照

（加熱調理食品の中心温度及び加熱時間の記録マニュアル）
１．揚げ物
　　90頁参照

２．焼き物及び蒸し物
　　90頁参照

３．煮物及び炒め物
　　90頁参照

（別添３）調理後の食品の温度管理に係る記録の取り方について
　　　（調理終了後提供まで30分以上を要する場合）

　　100頁参照

【参考文献】

西川貴子、深津智惠子、清水典子、富永しのぶ『Plan-Do-Seeにそった給食運営・経営管理実習のてびき第5版』医歯薬出版　2016年
熊代千鶴恵・田中俊治・藤原政嘉編『実践臨床栄養学・実習』建帛社　2007年
豊瀬恵美子編『給食経営管理論』学建書院　2011年
玉川和子・口羽章子・木戸詔子編『臨床栄養学実習書　第12版』医歯薬出版　2015年
岩井達・名倉秀子・松崎政三編『新版　給食経営管理論　第2版』建帛社　2021年
野々村瑞穂監修『改訂　料理辞典』文園社　2001年
野村東太・宮川宗明監修『新調理システム等ガイドライン』社団法人日本厨房工業会　1998年
日本建築学会編『建築設計資料集成（設備計画編）』丸善　1994年
神戸大学会計学研究室編『会計学基礎論　第4版』同文舘出版　2007年

給食経営管理実習ワークブック　第4版	
2008年 5 月15日	初版発行
2010年 4 月25日	第 2 版第 1 刷発行
2013年 9 月20日	第 2 版第 5 刷発行
2015年 4 月10日	第 3 版第 1 刷発行
2018年 3 月 1 日	第 3 版第 4 刷発行（補訂）
2018年10月 1 日	第 3 版第 5 刷発行（補訂）
2020年 4 月 1 日	第 3 版第 6 刷発行（補訂）
2024年 3 月 1 日	第 3 版第10刷発行
2025年 3 月30日	第 4 版第 1 刷発行

編　　集　　藤原　政嘉
　　　　　　田中　俊治
　　　　　　赤尾　　正
発行者　　　竹鼻　均之
発行所　　　株式会社みらい
　　　　　　〒500-8137　岐阜市東興町40　第 5 澤田ビル
　　　　　　TEL　058-247-1227代　FAX　058-247-1218
　　　　　　https://www.mirai-inc.jp/
印刷・製本　サンメッセ株式会社

ISBN978-4-86015-643-5 C3077
Printed in Japan　　　　　　乱丁本・落丁本はお取り替え致します。

臨地実習・校外実習ハンドブック [第2版]
——より深い学びのために——

藤原政嘉・田中俊治・赤尾正　編集

施設分析の方法、実習テーマ・具体的達成課題の立て方と取り組み方、計画書、日誌、報告書の作成方法等を具体的に示し、各実習段階（事前学習、配属実習、事後学習）を実習生が自ら組み立て、自己管理しながら進めていくことをめざした。別冊はぎとり式実習ノート付き。
A4判　108頁　定価2,090円（本体1,900円+税10%）

臨床栄養学実習 [第2版]
——medical nutrition diet manual——

岩井達・嵐雅子　編集

一般治療食から特別治療食の献立を作成する基本的な技能を身につけ、調理実習を通して栄養食事療法を実践的に理解することを目的とした臨床栄養学の実習書。現場において患者や調理従事者への十分な説明ができるように食事マニュアルとなることをめざした。
A4判　約230頁　予価3,400円+税10%

新・実践 給食経営管理論 [第4版]
——栄養・安全・経済面のマネジメント——

藤原政嘉・田中俊治・赤尾正　編集

管理栄養士をめざす学生を対象とした給食経営管理論のテキスト。病院給食の実践経験豊富な執筆陣により、フードマネジメントの最前線ですぐに活用でき、また、給食現場における管理栄養士の業務と職責の拡大に対応できるように実践的な知識の習得をめざした。
B5判　284頁　定価3,080円（本体2,800円+税10%）

給食経営管理実習ワークブック [第4版]

藤原政嘉・田中俊治・赤尾正　編集

学内実習用テキストとして編集。マネジメントサイクルに基づき、24のワークと32のワークシートで効果的に実習を進めることができる。各帳票類の記入例とポイントをできるだけ掲載するとともに、同様の形式のワークシートを弊社ホームページからダウンロードできる。
B5判　152頁　定価2,200円（本体2,000円+税10%）

アレルギー大学テキスト 食物アレルギー診療ガイドライン2021準拠 食物アレルギーの基礎と対応

伊藤浩明　監修
認定NPO法人アレルギー支援ネットワーク　編集

栄養士、調理師、看護師、保育士、教諭等の専門職をはじめとした食に関わる人が食物アレルギーの基礎知識から専門的な対応まで実践的・体系的に学ぶことができるように編集。食品・栄養学、医学の専門家とアレルギー対応食づくりの経験者が共同で執筆した関係者待望の1冊。
B5判　210頁　定価3,960円（本体3,600円+税10%）

応用栄養学実習ワークブック [第4版]

山本由喜子・北島幸枝　編集

実習を通して初めて栄養ケア・マネジメントの手法を学ぶ人に最適な応用栄養学実習のテキスト。実習手順を具体的にフローチャートで示すとともに、実習結果を整理して考察しやすいようにワークシートを用意した。ワークシートは弊社ホームページからダウンロードできる。
B5判　272頁　定価3,080円（本体2,800円+税10%）

五訂 ライフステージの栄養学 理論と実習

桑守豊美・志塚ふじ子　編集

各ライフステージの健康を維持・増進するための食のあり方を理解し、適正にこれを実践する方法を学べるように編集した応用栄養学実習のテキスト。ライフステージ別の栄養学に必要な内容を箇条書きや図表を多く用いて簡潔に整理しながら解説した。
B5判　268頁　定価2,860円（本体2,600円+税10%）

栄養教育・指導実習ワークブック [第4版]

山下静江・岩間範子・小山和香　編集

栄養教育・指導のマネジメントの流れや技法を学ぶ基礎実習から、ライフステージ別栄養教育、特定健診・保健指導、食環境づくりにおける栄養教育等の応用実習に展開できるように構成したワークブック形式の実習書。ワークシートは、弊社ホームページからダウンロードできる。
B5判　248頁　定価2,860円（本体2,600円+税10%）

公衆栄養学実習ワークブック [第3版]

今枝奈保美　編集

行政栄養士業務指針をふまえ、実習を通して公衆栄養マネジメントを学ぶためのワークブック。アセスメントでは、既存資料を有効活用して構造的に地域の実態を把握・分析する方法、食事調査の方法について学びを深められる。ワークシートは弊社ホームページからダウンロードできる。
B5判　224頁　定価2,640円（本体2,400円+税10%）

株式会社みらい　https://www.mirai-inc.jp/
〒500-8137　岐阜市東興町40番地　第五澤田ビル
TEL (058)247-1227(代)　FAX (058)247-1218